AF462022

L'ÉCOLE
DE SALERNE

avec la traduction burlesque

DU DOCTEUR MARTIN

NOUVELLE ÉDITION
Revue pour le latin sur les meilleurs textes et pour la traduction sur l'édition originale de 1650
Augmentée de deux Suppléments latins traduits ou annotés
et d'Extraits des anciens commentateurs

PAR

PHILIBERT LE DUC
Membre de l'Académie de Lyon et de plusieurs Sociétés savantes.

PARIS
ADRIEN DELAHAYE, LIBRAIRE-ÉDITEUR
Place de l'École de Médecine.

1875

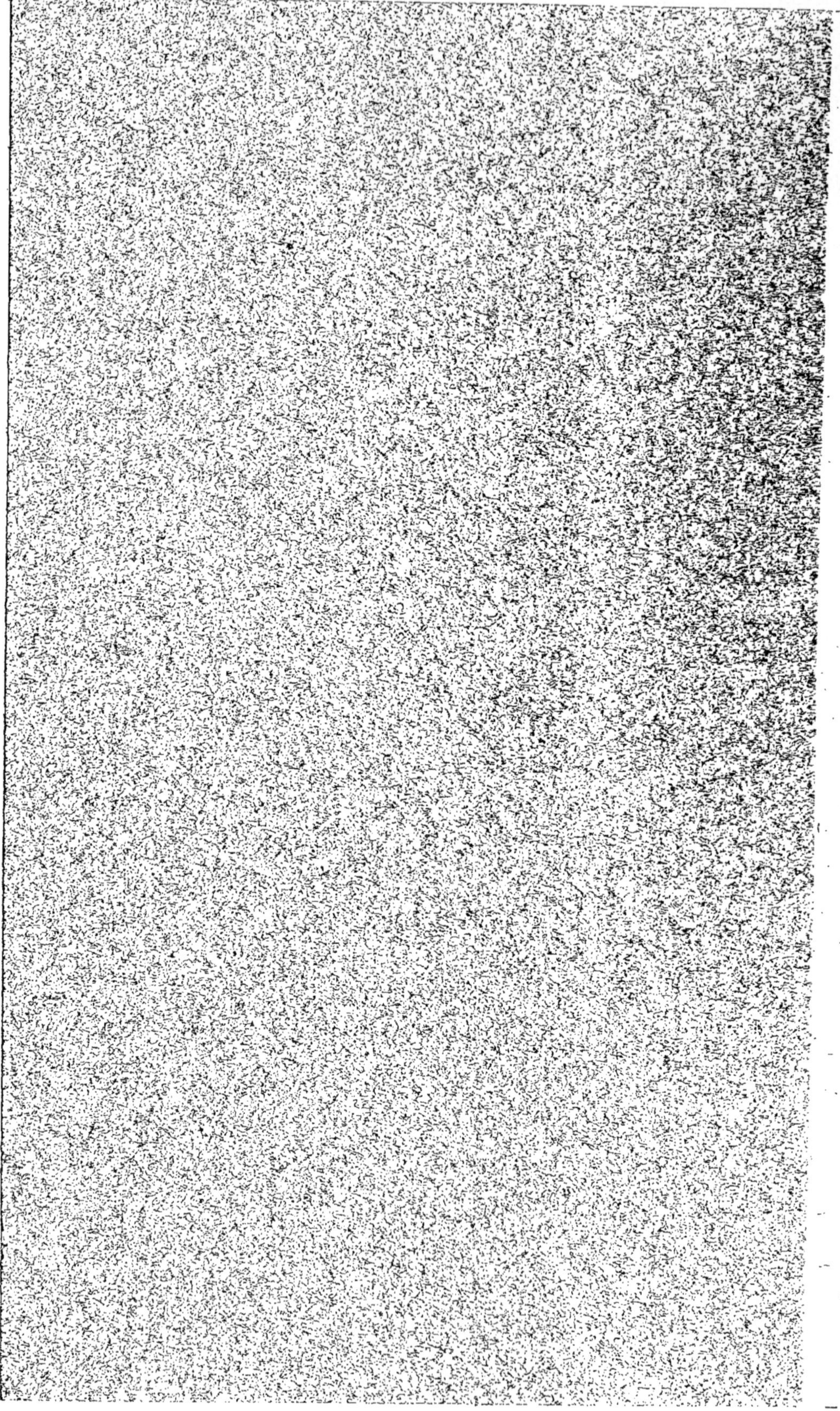

Schola salernitana

L'Eschole de Salerne

en vers burlesques

LONS-LE-SAUNIER, IMPRIMERIE ET LITHOGRAPHIE GAUTHIER FRÈRES.

L'ÉCOLE
DE SALERNE

avec la traduction burlesque

DU DOCTEUR MARTIN

NOUVELLE ÉDITION

Revue pour le latin sur les meilleurs textes et pour la traduction sur l'édition originale de 1650
Augmentée de deux Suppléments latins traduits ou annotés et d'Extraits des anciens commentateurs

PAR

PHILIBERT LE DUC

Membre de l'Académie de Lyon et de plusieurs Sociétés savantes.

PARIS
ADRIEN DELAHAYE, LIBRAIRE-ÉDITEUR
Place de l'Ecole de Médecine.

1875

PRÉFACE

Etes-vous homme du monde? Etes-vous gai convive? Savez-vous votre Brillat-Savarin? Citez-vous les vers de Colnet, de Berchoux, et les sonnets gastronomiques de Monselet? Etes-vous plus ou moins disciple d'Esculape? Impossible à vous de ne pas semer dans la conversation, entre la poire et le fromage, quelques adages de l'*Ecole de Salerne.*

Ce poëme latin du Moyen-âge abonde en vers proverbiaux, nettement frappés, faciles à comprendre, et qui se gravent d'autant mieux dans la mémoire qu'ils sont pourvus de rimes et, le plus souvent, de rimes léonines.

Son succès est attesté par des traductions dans toutes les langues, par plus de cent[1] copies conservées, antérieures à l'imprimerie, et par deux cent quarante[2] éditions, publiées de 1474 à 1846.

Les médecins de Salerne étaient déjà réputés au IXe

[1] Chiffre recueilli par MM. Baudry de Balzac, de Renzi et Daremberg. *Ecole de Salerne* par MM. Daremberg et Meaux Saint-Marc; Paris, Baillière, 1861; page V.
[2] Compte donné par M. Baudry de Balzac, 1861; page V.

siècle ; les archives de l'ex-royaume de Naples fournissent les noms de plusieurs, dès l'année 846 [1].

Leurs doctrines, puisées dans Hippocrate et Galien, quelque peu aussi dans Dioscoride et Pline, commencèrent à se produire sous la forme poétique au milieu du XIe siècle, et la première rédaction est attribuée à Jean de Milan ; on verra plus loin, dans l'*Advis au Lecteur*, à quelle occasion elle fut entreprise.

Le poëme salernitain a porté divers titres : *Schola Salernitana, Medicina Salernitana, Flos Medicinæ, Regimen Sanitatis, Regimen Virile*. Celui de *Schola Salernitana* (en français *l'Ecole de Salerne*) semble avoir prévalu.

En passant depuis des siècles par les mains des copistes, des commentateurs et des éditeurs, ce poëme s'est accru de variantes et d'interpolations multipliées. De là d'énormes différences de texte, suivant les éditions :

Celles d'Arnold de Villeneuve [2] contiennent de	362 à 379	vers.
Celles de Curion (la 2e est de 1611)	269 à 389	—
Celles de René Moreau, de 1625, etc.	245	—
Celles de Martin, en vers burlesques, de 1650, etc.	220	—
Celles de Dufour et Levacher, de 1669, etc.	452	—
Celles de Bruzen de la Martinière, de 1743, etc.	396	—
Celle d'Ackermann	364	—
Celle de MM. Daremberg, de Renzi et Baudry de Balzac, publiée à Naples en 1859	3520	—
Celle de MM. Daremberg et Meaux Saint-Marc, publiée à Paris, en 1861	1870	—

[1] Introduction du docteur Daremberg, 1861 ; page XXVI.

[2] Médecin mort en 1313, dont les œuvres ont été publiées à Lyon, en 1504. Son nom est attaché à l'édition *princeps* de la *Schola Salernitana*, imprimée vers 1474 sans indication de lieu ni de date.

L'étendue exhorbitante des deux dernières compilations tient non seulement à des additions homogènes, mais encore à ce qu'elles comprennent tout ce qui a été composé, à l'origine ou plus tard, sur les diverses branches de l'art médical, tandis que les éditions antérieures n'avaient trait qu'à l'hygiène et à la physiologie.

Sans doute les médecins doivent savoir gré à leur confrère, M. Daremberg, de ce qu'il a mis au jour des parties du poëme qui leur étaient inconnues, et ces parties assurément ne sont pas dénuées d'intérêt pour d'autres personnes. Mais il faut convenir que l'œuvre de Salerne, sous sa forme restreinte, était mieux faite pour charmer nos pères[1].

Auraient-ils eu grand plaisir à lire des milliers d'aphorismes sur l'étiologie, la sémiotique, la pathologie, la thérapeutique et la nosologie? Cent dix-neuf vers sur la saignée[2] n'auraient-ils pas découragé les lecteurs les plus patients ?

Arrière donc toutes ces spécialités médicales ! Le public d'à présent ne les goûterait pas plus que celui d'autrefois. La poésie, qui se fourvoie dans le domaine de la science, n'a pas meilleure grâce un jour que l'autre.

L'ancien texte et quelques fragments du nouveau, ou

[1] Voir les félicitations adressées à un abréviateur, § LXIII du Second Supplément.
[2] Édition de 1861.

plus exactement de celui publié depuis quelques années, telle paraît être la juste mesure du poëme. Une plus grande extension nuirait plutôt qu'elle ne servirait à sa réputation littéraire.

La présente édition, plus copieuse que les anciennes mais infiniment moins enflée que celles de 1859 et de 1861, contient 662 vers latins, savoir :

1° Vers intercalés dans la traduction burlesque du docteur Martin 231;

2° Vers empruntés à l'édition de Bruzen de la Martinière, et accompagnés d'une traduction nouvelle (Premier Supplément) 175;

3° Vers glanés dans l'édition de MM. Daremberg et Meaux Saint-Marc (Second Supplément) 256.

Les deux premières parties constituent à peu près l'ancien texte, celui d'Arnold de Villeneuve. Les aphorismes de la troisième ne modifient pas sensiblement le caractère des deux autres. Toutes trois pourraient porter le nom de *Regimen Sanitatis*. Mais il est évident, pour qui remarque les répétitions, les contradictions, les différences de style, qu'elles ne sont pas l'œuvre d'un seul auteur. M. le docteur Daremberg conteste même à Jean de Milan la paternité du poëme primitif.

« S'il était permis, écrit-il, de comparer les petites choses aux grandes, je dirais volontiers que le *Regimen*, tel qu'il nous est arrivé dans le texte d'A. de Villeneuve, est l'ouvrage de rapsodes médecins; qu'il représente un cycle poétique qu'on voit poindre au milieu du XIe siècle, et qui s'achève vers le commencement du XVe, sans qu'il soit possible de fixer ni la date ni l'origine des interpolations successives, sans qu'on puisse dire non plus quel a été le premier fonds commun.... Chacun semble avoir mis la main à ce poëme; c'est l'œuvre de tout le monde et ce n'est l'œuvre de personne; ou plutôt c'est le fidèle écho du bon sens de la foule en matière d'hygiène; il a tous les caractères d'un écrit populaire: la précision, une certaine naïveté, des tours heureux, et je ne sais quoi de vivant qu'on ne s'attendrait pas à trouver dans un poëme didactique[1] ».

Quoique associé aux vastes compilations de 1859 et de 1861, M. Daremberg incline à croire qu'Arnold de Villeneuve nous a transmis, dans ses 362 à 379 vers, presque toute la *Schola Salernitana* du Moyen-âge, que ce poëme était alors uniquement diététique, et que les autres branches médicales s'y sont implantées depuis par de simples additions ou par d'adroits pastiches[2].

Une autre considération milite en faveur de cette idée.

La versification léonine, espèce de tour de force littéraire, agréable à faible dose, et surtout usitée comme moyen mnémotechnique, n'a pu s'appliquer tout d'abord

[1] Edition de 1861, p. LVI.
[2] *Id.*, p. LVIII.

qu'à un petit nombre de préceptes à la portée de tout le monde; et ce sont ceux-là, sans doute, qui ont été recueillis dans les anciennes éditions, et qui le sont encore dans celle-ci.

D'autre part, si l'on considère — que l'édition *princeps* porte pour épigraphe :

HOC OPUS OPTATUR QUOD *Flos Medicine* VOCATUR.

que cette épigraphe n'est autre que le premier vers, un peu modifié, du quatrain final à la louange d'un abréviateur, — que ce nom de *Flos Medicine* indique lui-même un choix dans une œuvre plus étendue, — on est tenté de donner raison à Jean George Schenck, qui accuse Arnold de Villeneuve d'avoir supprimé les deux tiers de la composition primitive.

Quoi qu'il en soit, le lecteur trouvera réunis dans ces pages les meilleurs vers du poëme, et, de plus, il les trouvera purgés de maintes fautes de copie ou d'impression, le texte ayant été soigneusement collationné sur plusieurs éditions, notamment sur la savante édition du docteur René Moreau, et le choix entre les variantes ayant été secondé par une étude préalable de la prosodie léonine [1].

Un mot maintenant sur le texte français et son auteur.

[1] Cette prosodie, dont les règles ne s'apprennent pas sur les bancs du collège, est l'objet d'une note, à la suite de la Préface.

La traduction en vers burlesques est moins une traduction qu'une paraphrase. Elle ne brille pas par l'élégance de la versification, et l'esprit burlesque de l'auteur est un peu comme l'arc d'Apollon :.... *Neque semper arcum — Tendit Apollo.* Néanmoins son allure fantaisiste et quelques saillies la font lire plus volontiers qu'une traduction sérieuse.

Quant à l'auteur, on sait à peine si son nom de Martin est réel ou apocryphe. Bruzen de la Martinière parle dédaigneusement de ce « vrai ou faux Martin, médecin de Paris, qui s'est avisé de travestir l'Ecole de Salerne à sa façon ; » et il ajoute : « Il y a plus de trente-six ans (il écrivait en 1743) qu'un vieillard, qui avoit été contemporain de Gui Patin, m'a assuré que ce fameux médecin lui-même étoit le véritable auteur de l'Ecole de Salerne en vers burlesques, et que le nom de Martin est supposé. Je ne donne cette anecdote que pour ce qu'elle vaut. »

Il est peu probable, en effet, que Guy Patin se soit dédié à lui-même[1] le livre qu'il aurait publié sous le nom de Martin. On ne peut guère admettre non plus que le privilége du roi, joint à l'édition de 1650, ait honoré un auteur pseudonyme de la mention suivante : *Nostre bien-aimé le sieur MARTIN, Docteur en la Faculté de Medecine de nostre ville de Thoulouse.* Est-il croyable enfin que François Colletet[2] ait adressé une ode burlesque à un faux Martin et que

[1] V. ci-après la Dédicace.
[2] V. ci-après l'ode de Colletet.

par deux fois, il ait enchassé ce faux nom dans ses vers ? Non : un tel concert de supercheries passe l'imagination. Martin doit être le nom véritable de l'auteur. Bruzen de la Martinière aurait été lui-même de notre avis s'il avait vu, comme nous, l'édition de 1650 ; mais il avoue n'avoir consulté que celle de 1660, et sans doute cette dernière, comme celle de 1664 que nous avons aussi sous les yeux, ne contient ni le privilége ni l'ode qui nomment l'auteur.

Il est vrai qu'une discordance semble exister entre le nom de Martin et les trois initiales qui se trouvent dans les premières éditions, sur une gravure placée en regard du frontispice. Cette gravure, probablement allégorique, représente un docteur en robe noire et en bonnet carré. Sa figure florissante[1], la devise *RIDENDO MONET* et le livre de *GARGANTVA* et *PENTAGRVEL*, sur lequel repose un cartouche, indiquent un disciple de Rabelais. Le cartouche porte ces mots : *L'ESCOLLE DE SALERNE EN VERS BVRLESQVE (sic) Par L. M. P. Docteur en Medecine*. La Biographie Universelle de Furne nous apprend, à l'article Jean de Milan, que l'Ecole de Salerne a été travestie par Louis Martin ; ce qui nous explique les deux premières initiales. La troisième peut signifier Praticien ou Professeur. Et en définitive, une discordance, résultat possible d'une erreur ou d'un caprice, ne saurait être une objection sérieuse.

[3] Imberbe dans l'édition de 1650, avec moustaches dans celle de 1664. Les traits diffèrent aussi.

A défaut de paraphrase burlesque, une traduction nouvelle, aussi brève que possible, est insérée dans le Premier Supplément. La concision ne messied pas au style aphoristique.

Le second Supplément n'est pas traduit. Le lecteur aura le plaisir de briser lui-même l'enveloppe latine de certaines crudités médicales.

En résumé, cette édition reproduit intégralement *l'Eschole de Salerne en vers burlesques*, du docteur Martin, et l'enrichit de deux Suppléments donnant au texte latin toute l'extension désirable.

PH. L. D.

Lons-le-Saunier, 1875.

L'ESCHOLE DE SALERNE

EN VERS BVRLESQVES.

A MONSIEVR

MONSIEVR PATIN[1]

Docteur en Medecine de la tres ancienne et tres Illustre Faculté de Paris.

MONSIEVR,

La santé des personnes de vostre merite est tellement importante au public, que les particuliers doivent faire tout leur possible pour contribuer à sa conservation. C'est ce qui m'a fait prendre la hardiesse de vous dedier ce Livre qui en traite : ce n'est pas pour vous suggerer des preceptes de santé, qui vous sont parfaitement connus, comme on peut voir tous les jours par le nombre incroyable des malades que vous retirez de la mort, les remettant en une parfaite santé : Mais je m'estimerois heureux si je pouvois contribuer quelque chose à vostre divertissement.

[1] GUY PATIN, médecin de Paris, fameux par son esprit satirique et son originalité.

C'est aussi ce qu'a prétendu l'Autheur de ce Livre, qui a tasché de mesler l'agreable à l'utile, et de joindre le plaisir de l'esprit avecque les preceptes salutaires au corps, sçachant qu'il n'y a point de conseil plus utile pour la santé, que celuy qui ordonne de bien vivre et se réjouyr : C'est ce que vous souhaitte de tout son cœur celuy qui est,

MONSIEVR,

Vostre tres humble, et tres
obeïssant serviteur.
JEAN HENAVLT[1].

De Paris ce 30 octobre 1649. [2]

[1] Nom du libraire qui publia en 1650 la première édition, formant in-4°.

[2] Cette date est aussi celle de l'*Acheré d'imprimer*. La première édition fut donc imprimée en 1649 avec la date de 1650 sur le frontispice. C'est à tort que les bibliographes la désignent par le millésime de 1649.

ADVIS SERIEVX
et important
AV LECTEVR.

J'ay creu que l'Eschole de Salerne n'auroit pas mauvaise grace en vers Burlesques François, puis que les Latins sont à demy Burlesques. Il est vray qu'ils ne sont pas tout à fait Macaroniques, comme sont ceux de Merlin Coccaye ou d'Antoine de Arena, mais ils sont Leonins, c'est-à-dire rimez [1], ce qui est aussi plaisant en Latin que les vers Burlesques en François. Je me suis servy de l'Eschole de Salerne Latine que nous a donnée Monsieur Moreau, tres sçavant Medecin de la Faculté de Paris, auquel le public a grande obligation pour les doctes commentaires, dont il a orné ce Livre [2]. Mais ce n'est pas icy

[1] V. la Note qui suit la Préface.

[2] L'auteur a suivi en effet l'édition de Moreau. Les quelques vers qu'il a négligés sont rétablis dans le texte de celle-ci ou insérés dans les notes et suppléments. — Le docteur Moreau avait changé l'ordre du poëme et s'était servi de trois manuscrits. Voici ce qu'on lit au chapitre Ier de ses Prolégomènes : *Imprimis cum omnia in eo opere confusa, nullave methodo*

le lieu d'escrire ses loüanges. Je n'ay qu'un mot à te dire touchant l'Autheur de ce Livre, que quelques-uns nomment *Joannes de Mediolano*, Jean de Milan, qui l'offrit au nom de tout le College de Salerne, à Robert Roy d'Angleterre pour une telle occasion.

Guillaume le Conquerant, Duc de Normandie, et depuis Roy d'Angleterre, laissa trois fils apres sa mort, qui furent Guillaume le Roux, Robert et Henry. Guillaume le Roux succeda au royaume d'Angleterre à son Pere; Robert luy succeda au Duché de Normandie, et suivit Godefroy de Boüillon en la conqueste de la terre Sainte, où l'Autheur des Chroniques de Normandie remarque qu'il refusa le royaume de Hierusalem qui luy estoit offert, ayant appris la mort de son frere Guillaume le Roux, qui le laissoit heritier de la Couronne d'Angleterre. Il passa donc à son retour de la terre Sainte par l'Apoüille pour visiter les Princes de l'Apoüille et de Calabre [1], qui estoient ses proches parents, et consulta les Medecins du College de Salerne, qui estoient pour lors en grande reputation, pour la guerison d'une playe qu'il avoit receuë dans le bras droit, au siege de Hierusalem, et qui s'estoit changée en

digesta observarem, singula in eum reduxi ordinem quem res ipsæ natura sua postulabant. Deinde vero cum egregium codicem manuscriptum haberem in bibliotheca, qui longè plures versus (665, dit-il au chap. III) *quam evulgatus codex contineret, multa ex eo suppleri et emendari, nec non ex aliis manuscriptis duobus voluminibus, quorum alterum Roberti Tullou Doctoris Medici Parisiensis exercitatissimi mihique amicissimi, alterum quondam Budæi, jam vero Naudini est adolescentis doctissimi, et in lectione bonorum auctorum versatissimi.*

[1] Le duché de Pouille et Calabre fut créé, l'an 1059, par le Normand Robert Guiscard.

fistule si maligne, pour avoir esté faite avec une flesche envenimée, que les Medecins conclurent qu'elle estoit incurable, à moins qu'il se trouvast quelqu'un qui la voulust succer avec la bouche, pour en tirer le venin ; ce que ce Prince ne voulant permettre, pour n'exposer personne à un danger si évident, sa femme qui l'aimoit tendrement luy suçça sa playe pendant qu'il dormoit, et le guerist par ce moyen, sans toutesfois encourir aucun danger de sa personne. C'est ce qui donna sujet aux Medecins de Salerne, d'inserer un chapitre de la guerison des fistules dans leur Livre [1], et de le dedier à ce Prince, auquel ils donnent le titre de Roy d'Angleterre, parce qu'il estoit heritier presomptif de ce Royaume, encore qu'il ne l'ait jamais possédé; parce que Henry, son frère puisné, se trouvant en Angleterre au temps de la mort de son frère Guillaume le Roux, se servit de l'occasion, s'empara du Royaume, et defit son frere Robert qui retournoit en Angleterre avec une puissante armée, pour recouvrer son Royaume; de sorte que ce Livre fut composé l'an mille cent, par Jean de Milan, Medecin de Salerne. Au reste, tu reconnoistras aisément dans ma Traduction, qu'il n'y a que les trente premiers vers qui s'adressent directement au Roy d'Angleterre, et que j'ay accommodé le reste à toute sorte de personnes, parce que tous s'en peuvent servir. Il ne tiendra qu'à toy d'en faire ton profit.

Adieu, jusqu'au revoir.

[1] Voir § XIX du Premier Supplément.

APPROBATION

DES DOCTEVRS

en vers Burlesques.

Nous sous-signez Docteurs en vers Burlesques,
Certifions avoir leu cet escrit;
N'avoir rien leu dedans que de grotesque,
Divertissant, propre à guerir l'Esprit
Avec le corps du plus melancolique,
Morne, pensif, taciturne animal,
Si [1] qu'y lisant, tous malades en ique
Pourront trouver du remede à leur mal.
En foy dequoy, Nous, discrettes personnes,
Avons posé nos quatre noms au bas.
Amy Lecteur, les lisant ne t'estonnes
Si par hazard tu ne nous connois pas.

[1] Si bien, de telle sorte.

Fait à Paris en pleine Table,
Beuvant vin frais et delectable,
L'an mil six cent quarante-neuf
Et du mois de May le dix-neuf[1].

Le Comte de RONCAS.
Le Vicomte BONIFACE.
Le Marquis D'ETMOLA.
Le Baron de CHERI.

[1] Le privilège du roi est du 7 juin 1649, et le transfert du privilège du 23 septembre suivant.

A MONSIEVR

MARTIN

SVR SON ESCHOLE DE SALERNE

TRAVESTIE

ODE BVRLESQVE.

Que tu vas t'acquerir de gloire
Au Temple de Dame Memoire,
Et dans toute la France aussi
Par le Burlesque que voicy !
Je suis trompé, si son bel ordre
Ne donne du fil à retordre
Aux Escrits que nous ont laissez
Ces deux Illustres Trepassez
De qui l'Eminente doctrine
Les fit Rois de la Medecine.

Certes, quiconque le lira,
Quiconque le pratiquera,
Je veux qu'on me donne un clistere
D'eau toute pure, et toute claire,
Si de la vie il a besoin
De chercher avec tant de soin
Ces Gens, dont je hais les lancettes,
Les Récipez, et les Recetes,
Pour se maintenir en santé,
L'Hyver aussi bien que l'Esté ;
Jusques à tant que Dame Parque
Le culebutte dans la Barque,
Où l'on traverse l'Acheron
En payant un double à Charon.
Que dis-je un double ? je m'abuse,
Ce beau visage de Meduse,
Ce vieux penart de Nautonier
N'a jamais pris plus d'un denier.

Ouy, MARTIN, je veux qu'on me berne
Si ton Eschole de Salerne
Ne t'éleve au thrône d'honneur
Auprès de ce docte Sonneur
SCARON, dont le style Burlesque
Du serieux fait du grotesque,
Si bien, que veritablement
Il ne semble pas seulement,
Tant il coule doux dans la bouche
Que cét Esprit charmant y touche.

Desja je voy que l'Vnivers

Trouve des charmes dans tes vers,
Et n'est pas mesme jusqu'aux Filles
Qui n'abandonnent leurs éguilles,
Pour se trouver soir et matin
Dedans l'Eschole de MARTIN,
Pour moy, tant qu'on me verra vivre
Je n'auray jamais d'autre Livre,
Je donnerai congé tout net
A tous ceux de mon cabinet;
Là, seul on le verra paraistre,
Puisqu'il est des autres le Maistre.

FRANÇOIS COLLETET,
fils de G. COLLETET.

A

MONSIEVR SCARON

PRINCE DES POETES

Burlesques.

Enfin je t'ay veu dans ta chaise
Où tu n'es pas fort à ton aise,
Du moins tant qu'un Predicateur
Escouté de maint Auditeur :
Mais ce que plus en toy j'admire,
C'est ton bel esprit qui se vire
Et se tourne si promptement :
Je m'estonne, dis-je, comment
Dedans ton corps presque immobile
Veut voltiger Esprit tant agile,
Qu'il s'eleve en moins d'un moment
D'icy bas jusqu'au Firmament.
J'eus aussi cette effronterie,

Et je le dis sans raillerie,
De te monstrer mes chetifs vers
Qui se traînent comme des vers,
Pour les sousmettre à ta censure
Que je n'esprouvay point trop dure,
Ains remplie de jugement,
De sens et de grand pensement,
Et telle que jadis un homme
Que Caton l'on nommoit à Rome
En rendoit et soir et matin
A l'antique peuple Latin.
J'ay pris mesme la hardiesse
De faire valoir cette piesse
Par ta docte Approbation,
Et par ta soubsignation,
Qui pour n'estre pas toute nuë
Ne lairra pas d'estre connuë
De maint judicieux Lecteur.
A tant. Je suis ton serviteur.

L'ESCHOLE
DE SALERNE
AV LECTEVR
Burlesque.

Je suis l'Eschole de Salerne ;
Et je veux bien que l'on me berne,
Si j'ay despensé plus d'un mois,
Pour apprendre à parler François :
Ergo, diras-tu, ma commere,
D'apprendre il ne te couste guere ?
Il est vray que Henault m'a dit
Que j'avois assez bon esprit,
Et que j'estois grande Clercsse ;
Mais moy qui n'entends point finesse
A composer un compliment,
J'ay respondu tout franchement :
Vois-tu, Henault, ce n'est l'affaire

D'un Imprimeur, ou d'un Libraire
De juger quand un Livre est bon,
S'il ne fait venir le teston ;
Car en ce cas bon est le Livre
Qui fait venir argent pour vivre ;
Mais laisse juger le Lecteur,
Il est sage comme un Docteur ;
Il nous sçaura bien-tost qu'en dire,
S'il y trouve rien à redire.
Or sus, Lecteur, si tu m'as lû,
Dis moy, par ta foy, qu'en dis-tu ?

Schola Salernitana.

L'ESCHOLE DE SALERNE

En vers Burlesques.

Ridendo monet.

LETTRE DEDICATOIRE AV ROY D'ANGLETERRE

Anglorum Regi[1] *scribit Schola tota Salerni*[2].

A vous, Roy de la Grand'Bretagne,
Jadis le pays de Cocagne,
L'Eschole des Salernitins
En corps, écrit ces vers Latins.

Latins ? dira quelque Critique ;

[1] On lit *Francorum regi* sur la plupart des manuscrits anglais, et *Roberto regi* sur un manuscrit de Paris.

[2] Toute l'Ecole de Salerne s'associa, suivant le docteur Moreau, à l'œuvre de Jean de Milan ; ce qui est expliqué *in calce Tulloviani codicis*, à la fin du manuscrit Tullou (V. la note de l'*Advis sérieux*, p. 5), par ces mots : *Explicit tractatus qui dicitur* Flores Medicinæ *compilatus in studio Salerni* à Mag. Joan. de Mediolano, *instrumenti medicinalis doctore egregio, compilationi cujus concordarunt omnes Magistri illius studii.* — (Proleg. cap. III).

Parbieu, vous estes Heretique,
Ou je n'entends pas le François. —
Mais vois-tu bien, qui que tu sois,
La response m'est fort aisée :
Ces vers estoient l'année passée
En Latin, et depuis un mois
Je les ay tournez en François.

Mais pour revenir à mon conte,
Ce me deust estre une grand'honte,
Et lourde faute ce seroit,
Si tout permis en vers n'estoit,
De laisser le Roy d'Angleterre,
Seigneur d'une si belle terre,
Si riche en prez et en brebis,
Pour quelque Raminagrobis [1].

Si vis incolumem, si vis te reddere sanum [2].

Oyez donc, Grand Roy, la maniere
D'avoir santé tousjours entiere,
Sans user de medicamens,
De bolus [3] ny de lavemens,
De Sirops, Juleps, Apozémes [4]
Qui rendent les personnes blémes,
De ventouses, de frictions,

[1] Pour quelque critiqueur.
[2] Ce vers commence une phrase qui finit dans le Premier Chant. Il n'est pas léonin, mais il rime avec les suivants. — [3] Tisanes. — [4] Drogues.

Ny de scarifications,
Et pour vivre longues années
Sans medecines ny saignées.
Laissant tout autre Avant-propos,
Je vay l'escrire en peu de mots.

PREMIER CHANT

ADVIS GENERAVX POVR LA CONSERVATION DE LA SANTÉ.

Parce mero; cœnato parum; non sit tibi vanum
Surgere post epulas; somnum fuge meridianum.
Ne mictum retine, ne comprime fortiter anum.
Curas tolle graves; irasci crede profanum.
Hæc bene si serves, tu longo tempore vives.
Si tibi deficiant Medici, Medici tibi fiant
Hæc tria : mens hilaris, requies moderata, diæta [1].

Parce mero [2] ....

La douce liqueur de vendange
Ne se doit boire sans mélange;

[1] Ces sept vers vont être repris en détail par la burlesque paraphrase.
[2] *Vinum modice haustum,* dit Arnold de Villeneuve d'après Galien, *nativum calorem adauget. Apoplexia, paraplegia et quæ Græce caros et comata vocamus* (carus et coma, engourdissement), *nervorum resolutio, comitiales morbi* (épilepsie), *convulsiones, tetani et debilitas ventriculi*

J'entends que pour vivre bien sain
Faut mettre de l'eau dans son vin.

Icy me dira quelque yvrogne :
Je voudrois un peu voir ta trogne ;
N'as-tu point le triste museau
De quelque pasle beuveur d'eau ?
Car beuvant d'oisons le breuvage,
Tu dois en avoir le visage. —
A cela je ne respons rien,
Et ce faisant, croy faire bien ;
Car un yvrogne [ou qu'on me tonde]
Ne merite qu'on luy responde.

. . . . . *Cœnato parum*[1] . . . .

Passant donc à d'autres discours,
Poursuivons tousjours nostre cours,
Et disons que tout honneste homme,
Aussi bien à Paris qu'à Rome,
S'il veut conserver sa santé,
Doit dire BENEDICITE,

ac reliquorum membrorum omnium immodicum vini potum comitantur, quorum unumquodque frigidum est vitium. Cette action du chaud et du froid sur le corps humain, comme celle du sec et de l'humide, de l'astringent et du laxatif, était encore la base de la médecine au XVIIe siècle. Qu'il s'agisse d'un fruit, d'une plante, d'un légume ou d'une viande, le docteur Moreau ne manque pas d'en étudier avec soin la température (*temperies*).

[1] *Exiguus namque cibus a facultate vinci perfecte et facile potest. Qui vero noctu multum ingerunt, ventriculumque nimio cibo onerant, dolorem primum et angustiam perpetiuntur. Deinde nec probe dormire, nec recte concoquere possunt* (A. de Villeneuve).

Quand il soupe, fort près de GRACE,
(Surtout si la personne est grasse),
Puis prendre quelque passe-temps,
Si de ce faire il a le temps.
Il est aussi vray qu'un Adage
Que pour vivre long et bel aage,
Il faut souper legerement:
Je le prouve, et voicy comment.

Nostre cerveau, si bien j'y songe,
Ressemble à peu près une éponge,
Qui tire à soy l'humidité ;
Dont la trop grande quantité
Retombant dessus les parties,
Cause beaucoup de maladies,
De catherres, de fluxions,
Et d'autres telles passions
Qui menent en grande misere
Un pauvre mortel dans la biere.
Le sommeil d'un autre costé
Augmente cette humidité ;
La nuict nous fermant la prunelle
N'humecte pas moins la cervelle.
ERGO, pour éviter les maux
Qui de mort aigüisent la faux,
Disnons bien, mais ne soupons gueres,
Et nous vivrons plus que nos peres.

. . . . *Non sit tibi vanum*

Surgere post epulas[1] . . . .

Un autre advis tres-im̃portant,
C'est qu'apres avoir beu d'autant,
Et bien mangé (car l'un sans l'autre
C'est un Moine sans patenôtre),
Il fait fort bon se promener,
Sauter, dancer, se demener ;
En un mot, de faire exercice,
C'est chose à la santé propice.

. . . . *Somnum fuge meridianum*[2].

Surtout evite le sommeil
Pendant la chaleur du Soleil :
Nostre bonne Mere Nature
Nous a donné la tablature
Pour pouvoir vivre sainement,
Si nous la suivons reglément.
Elle nous donne la lumiere
Qui le long du jour nous éclaire :
Enfans, dit-elle, travaillez,
Sautez, dancez, joüez, veillez.
Mais quand le soir vient, sans mot dire,

[1] *Hoc enim ad concoctionem facit, quia cibus sumptus ita facilius descendit in imum ventriculi in quo, Galeno teste, coctionis opus perficitur* (A. de Villeneuve).

[2] *Is namque somnus, qui cibum statim excipit, fumosis exhalationibus caput replet, destillationesque* (catarrhe) *parit* (A. de Villeneuve).

Lors la lumiere elle retire :
Enfans, c'est assez travaillé,
Sauté, dancé, joüé, veillé ;
Il est desormais temps de prendre
Repos, et au sommeil se rendre.
Ce sont là les belles leçons
De nostre Grand'-mere. Passons.

Ne mictum retine[1], *ne comprime fortiter anum*[2].

Ne retien ny vent ny matiere,
Ny par devant ny par derriere.

Curas telle graves[3] . . . .

Chasse loin de toy les soucis

[1] *Hinc enim interdum oriuntur vitia, in quibus urina aut ægre et difficulter excernitur, aut in totum supprimitur ac cohibetur. Eodem modo calculus aliquando et aqua intercus* (hydropisie) *gigni perhibentur, neque aliud quidquam æque vesicam lædit, atque longior, ultra mingendi voluntatem, lotii retentio, id quod testantur cum primis Galenus, Rhazes, Avicenna* (A. de Villeneuve). V. l'art. LVI du Second Supplément.

[2] *Ita namque indurantur fæces in intestinis, ob continuam succionem venarum mesaraicarum, quæ cum intestinis continuatæ, omnem humiditatem e fæcibus exugunt : quo fit ut illæ exsiccatæ, difficilioris exitus intestina obstruant, oppilentque : oppilationem vero, ob flatuum eductionis præclusionem, et aliarum consequentium secum coacervationem, nocumenta sequantur... inflammationes, caligines, capitis dolores et cibi fastidium* (A. de Villeneuve). — V. aussi l'art. LVI du Second Supplément et l'art. X du Premier.

[3] *Curæ enim corpus vehementer extenuant et exsiccant, somnum impediunt, perpetuisque vigiliis conficiunt, vires destruunt, febros etiam accendunt, de gravissimis valetudinibus initia præbent, ipsæ quoque melancholiam generant, pariterque calorem innatum resolvunt, et extinguunt, et magis si diutius durarint* (A. de Villeneuve).

Qui nous rendent jeunes, chancis[1];
Les soins qui, comme noires ombres,
Nous rendent pasles, tristes, sombres;
Et pense, si tu veux m'oüyr,
A bien vivre et te réjouyr.

. . . . *Irasci crede profanum*[2].

Apprend aussi que la colere
Est une chose fort contraire
Au repos de l'individu.
Or escoute le résidu;
Je n'ay plus qu'un mot à te dire
Touchant ce maudit péché d'ire.

Ce qui te fasche, c'est un mal.
Or, dis-moy, mon cher animal,
— Ou tu peux y mettre remede,
Et lors, si tu veux que Dieu t'ayde,
Commence toy-mesme à t'ayder,
Sans perdre le temps à gronder,
— Ou ledit mal est sans ressource:
Par exemple on a pris ta bourse,
Et suivant les mœurs d'aujourd'huy

[1] Moisis, vieillis quoique jeunes.
[2] Arnold de Villeneuve fait un tableau effrayant des effets de la colère sur les tempéraments ardents, par suite de la chaleur extrême qu'elle développe dans tout l'organisme. Mais il reconnaît avec Hippocrate et Galien qu'elle est utile aux natures froides, qu'elle leur fouette le sang, qu'elle les tire de la torpeur.

On ne te la rendra meshuy [1] ;
Et pour cela te faut-il pendre ?
Faut-il Dieu de tous costez prendre ?
Tes maux ne sont-ils assez grands,
Sans celuy que de gré tu prends ?
Va, crois-moy, tu n'es qu'une beste,
Si tu ne t'ostes de la teste
Aujourd'huy plustost que demain
Ce qu'il faut oublier enfin.

Hœc bene si serves, tu longo tempore vives [2].

Si tu gardes bien ces preceptes
Tu pourras sans autres receptes,
Sans aller en Hierusalem,
Vivre autant que Mathusalem.

Si tibi deficiant Medici, Medici tibi fiant
Hœc tria. . . . .

Si d'hazard estant en Champagne

[1] Désormais.

[2] *Pollio Romulus, senex ille Augusti hospes, centesimum annum excedens, cum ab Imperatore interrogaretur quanam maxime ratione vigorem illum animi corporisque custodisset, respondit : intus mulso, foris oleo. — Senectus Georgiæ Leontini produci in adagium solet de optima nec annis exsoluta : cum vero ab eo quæreretur quomodo annum attigisset octavum supra centesimum, respondisse dicitur quod voluptatis causa nil sibi unquam permisisset facere* (Dr René Moreau). La privation de plaisir ne saurait être admise comme un principe absolu de longévité : le plaisir ne tue pas ; il aide même à vivre, à moins qu'on n'en abuse.

En Anjou, Touraine ou Bretagne,
Tu ne peux avoir Medecins
Qui rendent les malades sains ;
Sans te servir d'un Empyrique,
Je t'enseigneray la pratique
Pour rentrer sans difficulté
Et dans peu de temps en santé.
Trois Medecins, non d'Arabie,
Ny de Grece, ny d'Italie,
Te pourront ayder au besoin,
Sans les aller chercher fort loin.
Ils sont meilleurs que l'on ne pense
Et ne font aucune despense.

. . . . . *Mens hilaris*[1]. . . . .

Le premier, c'est la gayeté ;
C'est la fine fleur de santé ;
C'est de nostre vie la sausse,
Sans quoy vaut mieux estre en la fosse.

. . . . *Requies moderata*[2] . . . . . .

[1] *Lætitia enim calorem excitat naturalem, spiritus temperat et puriores reddit, virtutem corroborat, ætatem floridam facit, juvenile corpus diu conservat, vitam prorogat, ingenium acuit, et hominem negotiis quibuslibet obeundis aptiorem reddit* (A. de Villeneuve).

[2] *Requies hic ad corporis quietem, quæ motui opponitur, referenda est. Nam et hæc quoque ad valetudinem necessario adhibetur. Calorem enim naturalem assiduis laboribus fractum ac dissipatum revocat, vires exhaustas ac pene perditas recuperat, adeoque præstat, ut animal se colligat, ac*

Le second, repos moderé
De corps, et d'esprit asseuré,
Ferme, tranquille, invariable.

. . . . *Diæta*[1].

Le troisiesme, c'est courte table,
Autrement la sobrieté.
C'est la grand'-Mere de santé,
Si nostre grand-pere Hippocrate
D'un faux oracle ne nous flate.
Voilà préambulairement
Ce qui fait vivre sainement.

Si tu veux maintenant apprendre
En détail, et tout bien comprendre,
Poursuy de lire l'autre Chant,
Et tu verras bien-tost comment.

durare possit. Le commentateur toutefois ne veut pas que le repos dégénère en paresse: *Sicut non semper laborare, ita nec semper quiescere expedit* (A. de Villeneuve).

[1] *Complectitur autem in se, non modo quæ ad cibi et potus rationem attinent, sed reliquas etiam res omnes* (A. de Villeneuve). Ainsi la tempérance à table ne suffit pas pour vivre longtemps; il faut de la tempérance en toutes choses. Tel fut le régime que suivit Cornaro dès l'âge de trente-cinq ans, et avec lequel, malgré sa faible constitution, il atteignit sa quatre-vingt-dix-neuvième année, sans perdre sa bonne humeur et sans connaître les infirmités de la vieillesse.

SECOND CHANT

DE L'AIR ET DES ALIMENS.

Aer sit purus, sit lucidus, et bene clarus;
Infectus per se, nec olens fœtore cloacæ,
Alterius que rei corpus nimis inficientis[1].

Si tu veux choisir ta demeure
Où tu puisses vivre à toute heure
En santé, joyeux et content,
Prends un air pur, clair et constant:
Qui ne soit infecté d'ordure,
De puanteur, de pourriture,
Ny de quelque autre infection
Qui tende à la corruption.

Voyons maintenant la pasture
De ton corps, et sa nourriture:
Quand, combien de fois, et comment
Tu dois prendre ton aliment.

[1] Ce vers, qui n'est pas léonin comme les deux précédents, et qui n'est pas essentiel au sens, a été sans doute interpolé. Le traducteur l'a éliminé de son texte latin. C'est le docteur Moreau qui l'a édité d'après un manuscrit. V. la note 2 de l'*Advis au Lecteur*, p. 5.

Quale, quid, et quando, quantum, quoties, ubi, dando[1]
Ista notare cibo debet Medicus bene doctus,
Ne male conveniens ingrediatur iter[2].

Mais, par ma foy, je suis bien beste
De me vouloir rompre la teste
A prescrire la quantité
Aussi bien que la qualité
De tout ce qui, non sans despence,
Doit devaler dedans ta panse.
Ce n'est pas aussi mon dessein :
Mais celuy qui veut vivre sain
Doit bien connoistre sa nature
Et ne point prendre de pasture
Que ce ne soit conformément
A son petit temperament,

[1] QUALE. — *In ægritudine calida exibendus est cibus frigidus; in frigida calidus; in humida siccus; in sicca humidus; in sanis tamen simili, non contraria qualitate* (A. de Villeneuve).
QUID. — *Athletis et rusticis cibus exibendus est crassus, cujusmodi sunt carnes porcinæ salsæ et bovinæ, et pisces sole exsiccati. Nobilibus vero et otio deditis exhibendus est cibus subtilis substantiæ, ut pullorum, caponum, vitulorum, sive hædorum caro* (Id.).
QUANDO. — Heures des repas de l'homme valide. *In æstate comedendum est hora decima, cœnandum hora sexta; in hyeme prandendum est hora undecima, cœnandum hora septima* (Id.).
QUANTUM. — *Quantitas sumendi cibi in æstate minuetur, quia calor naturalis tum debilior est ob nimias resolutiones. In hyeme vero cibus augendus est, virtute digestiva tunc forti existente, cum calor naturalis sit unitus propter frigus circumstans* (Id.).
QUOTIES. — *Æstate sæpius exhibendus est cibus quam hyeme, autumno, seu vere, sed minori quantitate* (Id.).
UBI. — *Cibus non est sumendus in loco frigidiori, neque nimis calido, sed temperato* (Id.).
[2] Même observation que pour le 3e vers de ce chant.

A son sang, son foye, et sa rate.
Quelqu'un de rire icy s'éclate,
Et dit: Morbieu du Charlatan!
Je pensois voir en un instant,
Soit pour l'Esté, soit pour l'Autonne,
La peinture de ma personne. —
Luy puisse venir le farcin!
N'injurie ton Medecin.

Je vay maintenant te décrire
Ce qu'à nature peut suffire.

Ova recentia, vina rubentia, pinguia jura
Cum simila pura naturæ sunt valitura[1].

Les œufs frais, blancs, longs, grands sont bons,
Aussi bien que les gras boüillons;
Vin clairet et pain de Gonesse[2]
Meinent l'homme jusqu'en vieillesse.

Nutrit et impinguat triticum[3], *lac, caseus infans*[4],

[1] A propos de ces deux vers le docteur Moreau disserte sur les diverses substances alimentaires, et dit que celles réputées les meilleures doivent être appropriées au tempérament et au genre de vie. *Sic bubuli et rustici, qui sunt calidiore ventriculo, duriora alimenta facilius coquunt et conficiunt quam teneriora. Novi hominem qui carnibus vitulinis et vervecinis admodum juvabatur, perdice aut columba lædebatur, adeo ut et vomitu et diarhoea prehenderetur.*

[2] Bourg de Seine-et-Oise dont l'excellent pain était porté à Paris.

[3] *Id est, panis triticeus* (pain de froment).

[4] *Sive recens.*

Testiculi[1], *porcina caro, cerebella*[2], *medulla*[3],
Dulcia vina, cibus gustu jucundior[4], *ova*
Sorbilia[5], *et ficus matura, uvæque recentes*[6].

Que si tu veux devenir gras,
Les vers suivans pratiqueras,
Que pourras aisement comprendre.
Tu mangeras de ton pain tendre,
Du lait, du fromage nouveau,
De la chair fraische de pourceau,
Quelque fois aussi la cervelle
Des chevreaux, avec la moüelle.
L'usage fréquent des chapons
Fait devenir les hommes rons,
Pourveu que bon vin soit sur table.
Et mesme tout mets agreable,
Quoy que moins bon, peut engresser ;
Figues bien meures au desser
Avec raisins nouveaux, sans poine[7]
Te rendront aussi gras qu'un Moine.

[1] *Quod imprimis de gallorum pinguium testiculis intelligendum est. Idem sentiri potest de testiculis porcorum admodum pinguium, venerem nondum expertorum* (A. de Villeneuve).
[2] *Nocet iis quos frigidæ infestare solent ægritudines* (Id.).
[3] *Facile in sanguinem convertitur; hoc tamen mali præstat, quod provocat nauseam et cibi fastidium* (Id.).
[4] *Quæcumque, ait Galen., cum voluptate adsumentur, ista ventriculus avidius amplexatur, facilius concoquit* (Id.). — [5] Œufs mollets.
[6] Les figues, les raisins et les dattes sont, au dire d'Avicenne, les fruits les plus nourrissants.
[7] Sans peine. On lit dans le *Roman de la Rose :*

Ainsi a celluy plus de *poine*
Que n'ont hermite ne blanc moine.

Persica, poma, pira, lac, caseus[1] *et caro salsa,*
Et caro cervina, leporina, caprina, bovina,
Hæc melancholica sunt, infirmis inimica[2].

Que si malade tu deviens,
En danger de perdre tes biens,
Ou que tu sois atrabilaire;
[Ce mot ne te mette en colere!
Bien souvent les meilleurs esprits
Sont les premiers de ce mal pris]
Tu ne mangeras point de pesche,
Quoy que le contraire on te presche;
Pommes et poires laisseras
Pour quand mieux tu te porteras;
Pareillement à ton usage
Ne sera ny laict ny fromage,
Si ce n'est d'asnesse le laict
Qu'au matin boiras à souhait.
La chair de bœuf et de la chevre,
Celle du cerf ou bien du lievre
N'entreront dans ton estomac,
Si tu ne veux passer le bac
Du sieur Caron sur l'onde noire
Où la Parque nous meine boire.

[1] Les commentateurs ont recueilli cet adage:

Caseus ille bonus quem dat avara manus

[2] *Hic recensentur decem ciborum genera, quæ sanguinem serosum et melancholicum efficiunt, quæque infirmis nocent* (A. de Villeneuve).

Pone gulæ metas ut sit tibi longior ætas[1] ;
Ut Medicus fatur, parcus de morte levatur[2].

Pour donc ratraper ta santé,
Ne romps les bornes qu'a planté
Nostre dame et mere Nature
A la malade creature.
Ainsi faisant, vivre pourras
Jusqu'à la mort, malgré les rats,
Les envieux, les Critiques,
Les jaloux et les Heretiques,
Mais, toute raillerie à part,
Sois sobre, et tu seras gaillart.

[1] La nourriture doit être prise avec modération : *nec in excessu peccans nec in defectu*. La bonne règle, suivant Hippocrate, est de quitter la table avant la satiété : *Salubris diætæ caput esse refert, non satiari cibis*. Cornaro (V. la dernière note du 1er chant) vivait de 12 onces d'aliments solides tels que pain, jaune d'œuf, viande et potage, et de 14 onces de vin par jour. Ce régime, excellent pour lui, aurait exténué une forte constitution. *Moderatus cibus et ad naturam cujusque accommodatus*, dit avec raison le docteur Moreau d'après Galien, *corporis substantiam caloremque nativum et humorum symmetriam tuetur, excrementis modum adhibet, facultates functionesque omnes corroborat.*

[2] Celui qui se ménage échappe à la mort. — Ces deux vers ont été mis au jour par le docteur René Moreau.

TROISIESME CHANT

DE LA QUALITÉ DES ALIMENS.

Hi fervore vigent tres: salsus, amarus, acutus.
Alget acetosus, sic stipans[1], *ponticus*[2] *atque.*
Unctus et insipidus dulcis dant temperamentum.
Lenit et humectat dulcis bene mundificatque[3].

Les choses ameres, salées,
De haut goust et les espicées
T'eschaufferont passablement
Si tu n'es froid comme un diamant.
Les choses aigres au contraire
Rafraischiront ton mésentere[4].
Les aspres te resserreront,
De la foire te garderont.
Les choses grasses, onctueuses,
Insipides et doucereuses,
Sont de moyen temperament
Et nourrissent fort sainement.

[1] Styptique, astringent. — [2] Apre, aigu.
[3] Ce vers édité par le docteur Moreau n'a pas été admis par le traducteur.
[4] Repli du péritoine qui fixe l'intestin grêle à la colonne vertébrale.

Frixa[1] *nocent, elixa*[2] *fovent, assata*[3] *coercent,*
Acria purgant, cruda sed inflant[4], *salsaque siccant*[5].

Le boüilly donne nourriture
Bien plus saine que la friture ;
Le rosty resserre et restraint ;
L'aigreur descharge l'embonpoint.
Les choses cruës le ventre enflent
Et les salées le désenflent.

Salvia, sal, vinum, piper, allia, petroselinum[6],
His bona fit salsa, si non sit regula falsa.

La sauge, le sel et le vin
Le poivre, l'ail et le *persin*
Aident à faire bonne sausse,
Si nostre Eschole n'est point fausse.
Je scay que *persil* dire on doit,
Mais rime ainsi ne le vouloit,
Rime qui souvent est contraire
Au dessein qu'on a de bien faire.

[1] Choses frites. — [2] Bouillies. — [3] Rôties.

[4] *Certum est,* dit le docteur Moreau, *crudos cibos et flatus et fluctuationes in corporibus nostris excitare.*

[5] Ces deux vers proviennent du même manuscrit que le précédent.

[6] Arnold de Villeneuve veut que les oies et les cochons de lait rôtis soient bourrés de sauge, laquelle sauge donne son parfum et ne se mange pas. Il dit que le sel et le vin assaisonnent la cuisine des riches ou nobles, que le poivre et l'ail sont les condiments des campagnards *(rusticorum)*, et que les feuilles de persil broyées avec du verjus ou du vin blanc font une excellente sauce pour les viandes grillées. — Ne pas oublier qu'Arnold écrivait à la fin du XIIIe siècle.

Pardonne donc, Amy Lecteur;
Si tu veux un jour estre Autheur,
Je te jure par la bouteille
Que je te rendray la pareille,
Et que je seray de bon cœur
A tout jamais ton serviteur.

Vas condimenti præponi debet edenti.

Parlons donc d'une autre matiere.
Il faut disposer la saliere
Droît au beau milieu des disneux;
S'ils sont beaucoup, il en faut deux;
Car le sel est fort necessaire
Quand on veut faire bonne chere.

Sal virus refugat recte, insipidumque saporat.
Nam sapit esca male quæ datur absque sale.

Le sel garde de tout poison
Et donne bon goust au poisson,
Au pain, à la chair, au potage.
Que te diray-je davantage?
Que rien ne dégoute un mortel
Si fort qu'un potage sans sel.
Mais l'excez nuit en toutes choses.
Ovide en ses Metamorphoses,
Parlant de deux hardis voleurs[1],

[1] Dédale et Icare (NOTE DU TRADUCTEUR).

L'écrit ainsi, là ou ailleurs.
Qu'importe, quand une sentence
Vient à propos de ce qu'on pense,
De cotter l'endroit ou le vers?
Aussi n'es-tu pas si pervers
Que de vouloir qu'on mette en marge
Justement le livre et la page.

Urunt res salsæ visum, semenque minorant[1],
Et generant scabiem, pruritum sive rigorem[2].

Je disois donc que tout excez
Conduit l'homme droit au decez.
Ainsi le trop frequent usage
Du sel nuit aux yeux du visage,
Et pour trop manger de salé,
Tel galand s'est long-temps galé.
Je dis plus, que de la semence
Le sel retranche l'abondance.
Ainsi, Mes-Dames de Paris,
Le sel peut nuire à vos maris;
Prenez-y d'oresnavant garde,

[1] *Quia*, dit Arnold de Villeneuve, *multum exsiccant omnes humiditates, unde etiam sperma exsiccatur et imminuitur.* — Le docteur Moreau attribue au sel un effet tout contraire. *Nec male opinor, Venus a sale denominata fuit, cum sal γνιμος excitat et ad genituram non parum conferat. Solent enim canes in venerem segniores salsis muriaque conditis carnibus ad venerem excitari; circumferunturque maritimæ gentes et salaciores ad venerem libidinemque procliviores esse quam mediterraneæ.*

[2] Gale ou cruelle démangeaison. Arnold de Villeneuve ajoute : *Persalsa gignunt serpiginem, impetiginem, morpheum* (érysipèle, dartre, morphée) *et lepram in dispositis, et vias urinæ diu continuata excoriant.*

Et chacune de vous se garde,
Pour bien profiter de ce mot,
De mettre trop de sel au pot.

QVATRIESME CHANT

DES QUATRE SAISONS DE L'ANNÉE.

Les quatre Saisons font l'année.
Que dit cette vieille dannée [1] ?
La grand'merveille que voila !
Ne sçavons-nous pas bien cela ?
Je croy, par ma foy, qu'elle est fole,
Dira quelqu'un de nostre Eschole. —
Ne fumetis [2], Monsieur quelqu'un,
Parlons tour à tour, un à un.
Il est vray que sans hyperbole
Je suis plus vieille que Bartole [3].
J'ay des ans plus de cent et dis ;
Mais je sçay bien ce que je dis.

[1] L'Ecole de Salerne.
[2] Ne vous emportez pas.
[3] Célèbre jurisconsulte, né en 1313.

Je ne suis pas encor si sotte
Que de croire que je radotte.
Celuy qui m'a ressuscité
M'a rajeuni de tout costé,
Me donnant un nouveau visage
Aussi bien qu'un autre langage.
Escoute donc mes documens,
Et puis tu verras si je mens.

Temporibus veris modicum prandere juberis.
Sed calor æstatis dapibus nocet immoderatis.
Autumni fructus caveas, ne sint tibi luctus.
De mensa sume, quantum vis, tempore brumæ[1].

Au Printemps peu de nourriture
Est convenable à la Nature.
En Esté la chaleur du temps
Refuse beaucoup d'alimens.
Prend garde que les fruicts d'Autonne
Ne fassent tort à ta personne.
En Hyver tu peux librement
Manger à ton contentement,
Autant que ta faim le demande,
Si ce n'est que fievre gourmande,
Qui beaucoup de gens fait mourir,
Ne te veuille faire périr ;

[1] V. la note 1 de la page 29, article *Quantum*.

Car le gourmand, dit Jambedosse[1],
Avecque les dents fait sa fosse.

Tu nunquam comedas, stomachum nisi noveris apte
Purgatum, vacuumque cibo quem sumpseris ante[2].

Ne mange donc jamais devant.....
Si je mettois soleil-levant,
Il n'y auroit rien à redire ;
Mais ce n'est ce que je veux dire :
Ce que je veux dire, est qu'il faut,
Si tu ne veux mourir bien-tost,
Attendre à manger que ta pance
Soit vuide de toute substance.

Ex desiderio poteris cognoscere certo.
Hæc tibi sint signa: subtilis in ore saliva[3].

Tu le pourras connoistre assez,
Si voyant poulets fricassez

[1] N'est-ce pas un docteur inventé pour la rime?

[2] Avicenne, cité par Arnold de Villeneuve avait fait la même recommandation : *Nemo, sanitatis suæ studiosus, aliquid comedat, nisi ad hoc certe prius incitante desiderio, et ventriculo una cum reliquis superioribus intestinis a præsumpto cibo vacuatis*. La faim est l'indice ordinaire d'une digestion finie; mais il faut se défier d'un appétit trop prompt, *mendosa fames*. Ce faux appétit se produit, selon Galien, *cum acidus quispiam et vitiosus succus ventriculum mordet*. V. la note suivante.

[3] La salive indique-t-elle aussi un besoin de nourriture ? (V. la note précédente). Galien le prétend : *Saliva quæ subtilis et nulla qualitate infecta, sed perinde quasi aquosa, gustui offertur, tum coctionis, tum absolutæ sanitatis etiam indicia ostendit*.

Ou telle chose au cœur qui touche,
L'eau t'en vient bien-tost à la bouche.
En un mot, de ton appetit
Faut tousjours garder un petit,
Comme le Boulanger reserve
Du levain qui la paste leve.

Non bibe ni sitias, et non comedas saturatus.

Aussi sans faim ne mange pain,
Et sans soif ne bois point de vin.

Est sitis atque fames moderata bonum medicamen ;
Si super excedunt, important sæpe gravamen [1].

La faim guerit les maladies
Et fortifie les parties
Qui servent à digestion
Et à l'alimentation.
Si pourtant elle est excessive
Elle nuit à la nutritive :
C'est belle chose en verité
Que garder mediocrité.

[1] Le docteur Moreau a réuni dans le même chapitre ces deux vers et celui de *Non bibe*... Ce chapitre, dit-il, *jubet nec edendum nec bibendum esse sine fame et siti ; at cum appetitus ille edendi et bibendi duplex sit, moderatus et immoderatus ; probat moderatum, immoderatum improbat, quasi velint Salernitani insinuare, semper appetui nostro non obsequendum cum depravari interdum ita possit, ut cogat nos sumere plura cibaria quam calor noster nativus coquere possit atque conficere*.....

CINQVIESME CHANT

DV SOVPER & DV DESSERT.

Ex magna cœna stomacho fit maxima pœna.
Ut sis nocte levis, sit tibi cœna brevis[1].

L'Estomach a bien de la peine
A digerer trop grande *cene ;*
Mais sans user de mot Latin
Que nous lairons à Calepin,
Outre que le mot est revesche
Et ressent un peu trop le presche,
Je dis pour vivre gayement
Qu'il faut souper legerement :
Au dessert quelque confiture
Ne peut pas nuire à la nature ;
Et nommément le cotignac
Est fort amy de l'estomac.

Post pisces nux sit, post carnes caseus adsit ;

[1] Dans l'édition Moreau ces vers sont suivis de deux autres, négligés par le traducteur. On les trouvera au 1er Supplément. Ce sont les 3e et 4e du § VIII.

Unica nux prodest, nocet altera, tertia mors est[1].

Après la chair vient le fromage;
Qui moins en mange est le plus sage.
Apres le poisson vient la nois;
Une vaut mieux que deux ou trois.

Ut vites pœnam, de potibus incipe cœnam[2].

Si tu veux souper avec joye,
Avec bon vin ouvre la voye,
Ou bon broüet, cela s'entend;
Mais le bon vin vaut bien autant.

Omnibus assuetam jubeo servare diætam,
Approbo sic esse, nisi sit mutare necesse,
Hippocrates testis, quoniam sequitur mala pestis.
Fortior est meta medicinæ certa diæta.
Quam si non curas, fatue regis et male curas.

Sur tout si ta santé t'est chere,

[1] Plaisante hyperbole. Un commentateur, Arnold de Villeneuve, prétend que ce vers désigne la noix muscade, la noix commune et la noix vomique. C'est aller chercher midi à quatorze heures : le vers qui précède indique assez clairement qu'il s'agit de la noix qui se mange au dessert. Un interpolateur a tranché la question par le vers suivant :

Judico de nucibus: plus valet una tribus.

[2] Arnold de Villeneuve, s'appuyant sur ce que les Anglais ont l'habitude de manger un morceau de pain avant de boire, pense que *de potibus* doit s'entendre d'une nourriture légère. *Videtur itaque hunc habere sensum: Incipe cœnam a potu, id est, a cibo liquido et facile digestibili.* Le docteur Moreau cite les mœurs des Grecs et des Romains en faveur du sens littéral. Les buveurs d'absinthe seront de son avis.

Vis à ta façon ordinaire,
Principalement estant vieux,
Si quelque appetit vicieux
Ne t'a mis dessous son empire.
En ce cas, pour que tu n'empire,
Change le petit à petit,
Et non à coup. Qui me l'a dit ?
C'est nostre grand Maistre Hippocrate,
De qui l'illustre nom esclate
Par tous les coins de l'Vnivers.
Mais tout beau, c'est trop haut, mes vers !
Sçavez-vous pas que le Burlesque
Demande un style plus grotesque ?
La coustume souvent prevaut
Où la Medecine defaut ;
Et si tu ne la suis, ta cure
Pour le certain sera mal-sûre.

Panis non calidus, nec sit nimis inveteratus,
Non bis decoctus, non in sartagine frixus,
Sed fermentatus, oculatusque, ac bene coctus ;
Et modice salsus, granis validis sit electus[1].

Si tu veux vivre en homme caut[2],
Ne mange pas ton pain tout chaut,

[1] L'édition Moreau ajoute ces deux vers que le traducteur a éliminés à cause des redites :

Et panis salsus, fermentatus, bene coctus,
Purus sit, sanus, non talis sit tibi vanus.

[2] Prudent.

S'il n'est trempé dedans la soupe:
Le pain chaud l'estomach estoupe.
Aussi ne doit-il estre dur
Comme le pourroit estre un mur,
Comme estoit celuy que le traistre
Sathan offrit à nostre Maistre [1].
Ce rustre estoit bien mal courtois
Et meritoit d'avoir du bois
Pour brûler, cela va sans dire,
Et non pour son pain faire cuire.
Aussi bien n'en mange-t-il pas.
Mais je croy, Messer Satanas,
Que tu ne manques point de bûche
Pour te chauffer dedans ta huche.

En poësle ton pain ne friras,
Mais dans le four tu le cuiras
Avec bonne et belle farine
Qui moult aide contre famine.
Il ne doit estre deux fois cuit,
Si tu ne veux faire biscuit,
Non comme celui de Bazoche [2],
Qui ne nuit point dedans la poche;
Mais tel qu'en firent autresfois
A Paris peu apres les Roys
Fines gens craignant que famine

[1] C'est-à-dire comme une pierre.
[2] Biscuit ou épices de la basoche : argent. On dit encore : s'embarquer sans biscuit, pour dire, sans argent.

Ne leur fist faire grise mine [1].

Dans la paste mets du levain
Et crois qu'on ne l'y met en vain.
Le pain aura meilleure vûe.
Mais je croy que j'ay la berluë ;
Je veux dire, il aura des yeux
Qui feront que tu verras mieux.

Non comedas crustam, choleram quia gignit adustam [2].

Manger force croûte est utile
Pour amasser bien de la bile,
Bile copieuse qui fait
Qu'un homme en colere se met
A tout moment, mesme sans cause,
Qui est une fascheuse chose.

Bis duo vipa [3] *facit, mundat dentes, dat acutum*
Visum, quod minus est implens, minuens quod abundat ;
Ingeniumque acuit ; replet, minuit simul offa... [4].

[1] Mauvaise mine. Mérimée affectait cette locution familière.

[2] Le docteur Moreau compare la croûte de pain aux viandes *quæ ob assationem ambustæ tum ad succi bonitatem, tum ad concoctionem sunt inhabiles, choleramque pariunt propter eam quæ eis accidit acrimoniam. Quo nomine* choleræ *non intelligendus est humor biliosus quem vulgo cholericum vocant, non ira quam nostrates appellant choleram, sed cholera morbus sine febre (ut ait Gal.) acutissimus et periculosissimus. Non ea tamen est crustæ malitia, ut morbum illum producere dicatur, nisi ex exustione nigra fuerit, vetus ac mucescens, et multa copia ingesta.*

[3] Mot formé des deux premières syllabes de *vinum* et *panis*. — [4] Vers du manuscrit Moreau.

La soupe au vin a double effet ;
Outre deux autres qu'elle fait,
Primo les dents elle nettoye
Et puis fait que mieux l'homme voye.
Le cerveau vuide elle remplit
Et mesme elle aiguise l'esprit,
Je ne te dis rien du potage
Sinon qu'il remplit davantage,
Encor que le mesme d'ailleurs
Chasse les mauvaises humeurs[1].

SIXIESME CHANT

DES HERBES & LEGVMES.

LES POIS.

Pisum laudandum nunc sumpsimus ac reprobandum.

[1] La soupe au vin ou soupe au perroquet a été célébrée dans une vieille et jolie chanson bressane, dont voici un couplet :

Comore, ze si bin maluda,	Commères, je suis bien malade,
Y a gran tin.	Il y a long-temps.
Z'ai bin de mau à la fausselta	Je me sens bien mal à la gorge
E a le rin.	Et dans les reins.
N'ai po fauta d'apulecayre	N'ai pas besoin d'apothicaire
Ne midecin,	Ni de médecin,
Mau que z'ay ena tassa plainna	Pourvu que j'aie une tasse pleine
De sop' a vin.	De soupe au vin.

Est inflativum cum pellibus atque nocivum ;
Pellibus ablatis sunt bona pisa satis[1].

Les pois sont-ils bons, ma comere ?
Ne vous mettez pas en colere,
Je sçay bien pour qui je vous prens ;
Vous ne vendez pas des harens,
Non plus que des pois ; mais, de grace,
Dites-moy sans rider la face,
Les pois servent-ils aux poulmons ?
R. Ils sont bons, ils ne sont pas bons.

Je croy que vous estes faschée.
R. Non est ; je ne suis courroucée ;
Je dis la pure vérité,
Jamais je n'ay dit fausseté.

Mais comment cela peut-il estre ?
R. Or écoutez donc, mon doux Maistre.
Prestez l'oreille seulement,
Et vous pourrez sçavoir comment.
Si vous mangez les pois sans cosse,

[1] Les pois sont-ils plus venteux que les fèves ? Sont-ils plus laxatifs ? Deux graves questions. Hippocrate et Galien tranchent négativement la première ; mais ils ne sont pas d'accord sur la seconde. Hippocrate concède au pois la plus grande vertu purgative, et Galien en fait hommage à la fève. Le docteur Moreau trouve moyen de leur donner raison à tous deux, en disant que l'un disserte sur la décoction et l'autre sur la substance, que la décoction de pois agit plus que celle de fèves, tandis que la pulpe de pois purge moins que celle de fèves, et cela parce que la propriété purgative réside à la surface du pois et à l'intérieur de la fève. — Heureux temps que celui où de prolixes commentaires latins sur de tels sujets ne décourageaient pas le lecteur !

Vous n'aurez la pance trop grosse;
Mais si les pois passez ne sont,
La bedaine ils vous enflèront
Et vous rempliront l'hypocondre[1]
Comme une poule preste à pondre.

LES FÈVES ET LES POIS CHICHES.

Manducare fabam[2] caveas, parit illa podagram.
Jus olerum cicerumque bonum, substantia prava.

La febve n'est bonne aux goutteux.
Tous les légumes sont venteux;
Leur jus ou celuy des herbages
Est fort bon pour faire potages[3].

LA BUGLOSE.

Vinum potatum, quo sit macerata buglossa,
Mœrorem cerebri dicunt auferre periti.
Fertur convivas decoctio reddere lætos[4].

Nos Docteurs disent que le vin
Fait avec buglose est divin

[1] Chaque partie latérale de la région supérieure du bas-ventre.
[2] Voir sur la fève la note du § XXXIII, 2e Supplément.
[3] Le latin ne dit pas seulement que le jus des herbes et des pois chiches est bon, il dit aussi que le marc est détestable.
[4] Ces trois vers et les deux précédents sont tirés du manuscrit Moreau.

Pour chasser la melancholie
Et qu'il fait faire chere lie.

LA BOURRACHE.

Cardiacos aufert borrago, gaudia confert.
Dicit borrago: gaudia semper ago[1].

La bourrache est de gaye humeur
Et dit: je réjouy le cœur;
Je suis meilleure que l'hysope
Pour ceux qui tombent en syncope.

LA MAUVE.

Dixerunt malvam veteres quod molliat alvum.
Hujus radices rasæ solvunt tibi fœces.
Vulvam moverunt et fluxum sæpe dederunt[2].

[1] Ce vers qui n'ajoute rien au sens du précédent, ne devait pas être dans le texte primitif. Tous deux proviennent du manuscrit Moreau. L'édition de MM. Daremberg et Meaux Saint-Marc donne un premier vers qui ne doit pas être oublié: *O borrago bona, quam dulcia sunt tua dona!*

[2] Les commentateurs ne tarissent pas sur les propriétés curatives de la mauve. *Curat malva illita lichenas et occulta fœminarum vitia. Succus vero ejus auribus instillatus dolorem aurium sedat. Cum melle acceptum thoracem pulmonemque juvat, et raucam vocem lenit, hepaticos sanat, et comitiali morbo apprehensos resipiscere facit. Eodem modo et nephriticis et ischiaticis auxiliatur. At vero decoctum ipsius potatum difficultatem emittendi urinam emendat, lapides conterit, somnum conciliat, facilemque partum præstat. Prodest etiam erosionibus vesicæ et intestinorum, viduæ sedisque, clystere infusum.....* (Arnold de Villeneuve).

La mauve le ventre amollit
Et ne vaut rien pour un chienlit,
Ains est bonne à celuy ou celle
Qui ne peut aller à la selle,
Et sert aussi quand vous n'avez,
Mes Dames, ce que vous sçavez.

LA RAVE [1].

Rapa juvat stomachum, novit producere ventum,
Provocat urinam, præstatque in dente ruinam.
Si male cocta datur, tibi torsio sic generatur [2].

La rave est bonne à la poitrine
Autant qu'aucune autre racine.
A une autre chose elle ser,
C'est qu'elle fait fort bien pisser,
Provoquant copieuse urine,
Et cause aux dents quelque ruine.
Si le navet n'est assez cuit,
Alors à l'estomach il nuit.

[1] V. au 2e Supplément, § LII.

[2] Arnold de Villeneuve attribue à la graine de rave des vertus particulières. *Hujus semen tritum et magna copia haustum venerem suscitat. Fertur, quod si quis hoc ipsum semen cum calemintha et lemnia terra commixtum sumat, eodic neque veneno neque morsu venenati animalis læditur.* — Le docteur Moreau raconte *(raporum non parva gloria)* qu'on voyait dans le temple d'Apollon à Delphes une rave de plomb, une bette d'argent et un raifort d'or, *ordine quasi dignitatis in cibis,* et que Louis XI paya de mille pièces d'or, et conserva comme chose précieuse, une rave offerte par un paysan chez lequel il avait l'habitude d'en manger.

LE CHOU.

Jus caulis solvit, cujus substantia stringit;
Utraque quando datur, ventrem laxare paratur[1].

Le boüillon de choux est contraire
A ce que la substance opere:
Le premier le ventre amollit
Et la seconde l'endurcit;
Mais qui des deux ensemble masche
Avoir pourra le ventre lasche.

LE CERFEUIL.

Appositum[2] *cancris tritum cum melle medetur,*
Cum vino potum lateris sedare dolorem
Sæpe solet, tritam si nectis desuper herbam.
Sæpe solet vomitum, ventremque tenere solutum[3].

[1] Les anciens croyaient aussi que le choux dissipe l'ivresse. Voici, d'après Aristote, l'explication vulgaire de ce phénomène : *Nonnulli respondent hoc evenire solitum, quod ex esu ejus fumi eleventur admodum crassi, qui, cum vini vapores incrassent, ad cerebrum ascendere etiam prohibent.* Les explications d'Aristote et d'Arnold de Villeneuve sont à peu près de la même force.

[2] Sous-entendu : *Cærefolium.*

[3] Le docteur Moreau donne sur le cerfeuil un curieux détail : *Si quis autem expostulet cur* pæderos *Græci chærefolium vocatum sit, dicam quod mihi videtur verisimile, hoc est propter fucum naturalem quo vultum et genas dicitur tingere. Existimatur enim in esu sumptum vel crudum in acetariis, vel coctum in jusculis puriorem reddere sanguinem et defæcatiorem; a puro sanguine* ευχροια, *elegantia corporis in vultu efflorescentis, qui vel invitos in amorem trahit; venustas autem illa in adolescentibus ad* παιδεραςιαν *ducit aut invitat.*

Le cerfeuil mis sur un cancer
Avec miel le fera cesser ;
Si tu le mets dans ton breuvage
[J'entends du vin, non du potage]
Le mal de costé guerira;
Et de vomir t'empeschera,
Te servira de Medecine,
Si tu le mets sur ta poitrine.

L'ABSINTHE.

Nausea non poterit quemquam vexare marina,
Antea commixtam vino qui sumpserit istam[1],
Confortat nervos et causas pectoris omnes.
Serpentes nidore fugat, bibitumque venenum ;
Auris depellit sonitum cum felle bovino[2].

Si devant que monter sur mer,
Tu prends un peu de vin amer,
Je veux dire du vin d'absinte,
De vomir tu n'auras la quinte.
L'absinte conforte les ners,
Est bon aussi contre les vers,

[1] Sous-entendu : *Herbam (Absinthium).*

[2] Article tiré du manuscrit Moreau. — Apulée raconte qu'un centenaire, empoisonné par des champignons, sauva sa vie, en buvant du vinaigre absinthé. De nos jours les viveurs s'ouvrent l'appétit avec de l'absinthe ; ils boivent un verre ou deux de cette liqueur verte avant leur diner; c'est ce qu'ils appellent *étouffer des perroquets*. V. dans la *Gastronomie* de Monselet (livre assez mal digéré, par parenthèse) l'histoire amusante du capitaine Monistrol qui étouffe des perroquets.

Chasse poux, puces et punaises
Qui sont contraires à nos aises ;
Avecque fiel de bœuf enduit,
De l'oreille il oste le bruit.

L'AURONE.

Abrotono crudo stomachi purgabitur humor.

L'auroësne[1] purge la poitrine
Et mesme tuë la vermine.

LA SCABIEUSE.

Urbanus per se nescit pretium scabiosæ.
Confortat pectus quod deprimit ægra senectus ;
Lenit pulmonem; tollit laterumque dolorem.
Vino potatur, virus sic evacuatur[2].

Le vulgaire inepte et badaut
Ne sçait ce que scabieuse vaut;
Elle conforte la poitrine
Quand froide vieillesse la mine;
Poulmons sont par elle adoucis
Et maux de costé racourcis,
A vray dire, l'eau de scabieuse

[1] L'aurone ou citronelle, espèce d'armoise, employée comme vermifuge.
[2] Cet article et le précédent sont extraits du manuscrit Moreau.

Est d'une vertu merveilleuse:
Estant beuë avecque du vin,
Elle garde de tout venin.

L'ÉCLAIRE [1].

Cæcatis pullis hac [2] lumina mater hirundo,
Plinius ut scripsit, quamvis sint eruta, reddit [3].

Parlons maintenant de l'esclaire,
On dit que les yeux elle esclaire,
Et l'hirondelle (à ce que dit
Pline, un Autheur sans contredit)
Avec cette herbe rend la veüe
A ses petits qui l'ont perdüe.
Je n'asseure pas qu'il soit vray ;
Mais Pline, Autheur dont cas je fay,
Dans la vingt-cinquiesme parcelle
De son Histoire Naturelle
Ainsi l'écrit ; est ce un abus ?
Je croy qu'il l'a dit, et rien de plus.

L'HYSOPE.

Hyssopus purgans herba est e pectore phlegma ;

[1] Ou grande chélidoine, dont le suc jaune et caustique détruit les verrues. — [2] *Chelidonia.*

[3] Arnold de Villeneuve cite le passage de Pline et invoque à l'appui le témoignage de Dioscoride. Le docteur Moreau n'est pas aussi crédule : il dit avec Celse et Aristote que la chélidoine peut bien rendre la vue aux yeux malades, mais non aux yeux crevés.

Ad pulmonis opus cum melle coquatur hysopus[1];
Vultibus eximium fertur præstare colorem.

L'hyssope est bonne aux flegmatiques,
Avec miel aide aux polmoniques,
Du visage oste la palleur
Et luy donne fraische couleur.

LA MENTHE.

Mentitur mentha, si sit depellere lenta
Ventris lumbricos, stomachi vermesque nocivos[2].

Je dis que la mente est menteuse
Si lente elle est, et paresseuse
A tuer les vers dans le corps
Et les chasser viste dehors.

LE FENOUIL.

Bis duo dat marathrum : febres fugat atque venenum ;

[1] On peut se dispenser de doubler l'S après l'Y, et alors la première syllabe est brève.

[2] La menthe possède une autre vertu sur laquelle disserte longuement le docteur Moreau : *Inter alias facultates veneris excitandæ vim alii menthæ tribuunt, denegant alii.* Les uns et les autres ont raison, dit le commentateur, selon que la menthe est prise avec modération ou avec excès. Dans le premier cas *ille usus tantum abest ut veneri noceat, quin e contra excitandæ veneri accommodatus est, et eo sensu audiendi sunt qui* αφροδισια ερετιζειν *mentham dicunt.* Dans le second cas *semen genitale collique facit ut diffluat, et arrigere prohibet et corpus imbecillum*

Expurgat stomachum, lumen quoque reddit acutum ;
Urinare facit, ventris flatusque repellit ;
Semen fœniculi pellit spiramina culi[1].

Les effets du fenoüil sont quatre,
Sans rien adjouster ny rabattre :
Car il nettoye l'estomac
Mieux que ne fait pas le tabac ;
Puis il fait la veüe subtile,
Et rend à bien pisser habile.
Il chasse aussi les vents du cû ;
Reverence. Mais que veux-tu ?
Ne sçais-tu pas bien qu'à l'Eschole
On parle de tout sans bricole.

LE POULIOT[2].

Cum vino choleram nigram potata[3] *repellit ;*

reddit. Mais le plus singulier effet de cette plante est celui que Dioscoride et Pline attribuent à son emploi externe : *Admota mentha et genitalibus membris mulierum apposita ante coitum, conceptum adimit, quia cohibet semina densari et coire, non minus quam impedit lac densari in caseum.*

[1] Le docteur René Moreau donne les trois premiers vers de cet article comme extraits de son manuscrit. Les deux premiers, léonins *ventribus et caudis*, sont cités, dans le commentaire d'Arnold de Villeneuve, comme aidant la mémoire à retenir d'utiles enseignements. — Le docteur Moreau dit à propos du dernier vers : *Denique fœniculum, et maxime ejus semen, flatus dissipat et pellit, proinde inter* carminativa *collocatur. Dicuntur autem carminativa quæ flatus discutiunt, barbaro nec satis cognine.* Puis après une page de recherches sur ce nom barbare (devenu très-français : carminatif), il conclut que le fenouil produit, plutôt qu'il ne dissipe les flatuosités : *Sane ab esu fœniculi statim subsequuntur vel ructus flatulenti vel crepitus.*

[2] Plante aromatique du genre des Menthes.

[3] Sous-entendu : *Herba (Pulegium).*

Appositam veterem dicunt sedare podagram.

Le pouliot pris dans du vin
Rend le melancholique sain;
Il guerit aussi vieille goute,
Où chimistes ne voyent goute.

LA RUE.

Nobilis est ruta quia lumina reddit acuta ;
Auxilio rutæ, vir lippe, videbis acute.
Cruda comesta recens oculos caligine purgat[1].
Ruta viris minuit venerem, mulieribus addit[2].
Ruta facit castum, dat lumen, et ingerit astum.
Cocta facit ruta de pulicibus loca tuta.

La ruë est herbe de renom
Et noble en despit de son nom.
Le chassieux usant de ruë
Verra clair, marchant par la ruë.
Elle cause un contraire effet
En l'homme, qu'elle rend plus froid

[1] Le traducteur a éliminé ce vers qui n'est pas léonin et qui ne dit pas autre chose que les deux précédents.

[2] Le docteur Moreau ne manque pas d'expliquer ces effets opposés: *Alter rutæ effectus est continentia quam in viris excitari dicitur. Cum enim calidissima sit, acris ferventisque naturæ semen genitale exsiccat, deurit et cogit, unde illi nomen; id autem efficit maxime in viris biliosis et calidioris temperamenti. Nam venerem excitare potest in frigioribus naturis, quibus semen aquosius est et serosius, velut in pituitosis et mulieribus, quæ calidis medicamentis juvantur, quæque solent ex Philosopho avidius coitum æstate quam hyeme appetere.*

Et en la femme, qu'elle eschauffe
Plus que ne l'est un four qui chauffe.
La ruë rend ingénieux,
Chaste aussi, mais malicieux.
La mettant cuite en quelque place,
Toutes les puces elle chasse;
Et qui dans son lit en mettra,
Toute vermine en chassera.

LA SAUGE.

Cur moriatur homo cui salvia crescit in horto?
Contra vim mortis non est medicamen in hortis[1].
Salvia confortat nervos, manuumque tremorem
Tollit, et ejus ope febris acuta fugit.
Salvia, castoreumque, lavendula, primula veris,
Nastur., athanas.[2], *hæc sanant paralytica membra.*
Salvia salvatrix, naturæ conciliatrix.

[1] Ces deux vers ont inspiré six pages de commentaire au docteur Moreau. Il examine si certains aliments ou médicaments peuvent non seulement retarder la mort, mais encore nous en affranchir tout à fait; et si la sauge a cette merveilleuse propriété. Dans le cours de sa dissertation, il fait sur la durée de la vie le calcul des vieillards: *Et vero cum vita quadraginta annorum, et centum annorum vita inter se tamen distinguantur secundum magis et minus; ac Medicina suppeditet homini artificium producendæ vitæ ad annos usque quadraginta, certissimum est eam posse quædam quoque præsidia subministrare vitæ ad annos centum protrahendæ. Quod si possit ad centum annos, poterit ad ducentos, imo ad mille, et plus ultra, cum differentia illa non sit nisi secundum magis et minus.* Ainsi, entre quatre-vingts ans et dix siècles, la différence ne va que du plus au moins.

[2] Abréviations de *nasturtium* et *athanasia* qui ne pouvaient entrer dans le vers sans cette mutilation.

Pourquoy faut-il que l'homme meure,
Puis qu'en son jardin à toute heure
Il a de la sauge planté [1] ?
Dieu contre la mort n'a planté
Aucune herbe dessus la terre
Pour garder l'homme de la guerre,
Et des lacs que mort a tendu
A son chetif individu.
Sauge pourtant les nerfs conforte,
Rend la main qui tremble plus forte,
A la fièvre donne congé
Si j'ay bien le Latin changé.
Sauge, lavande, et prime-vere
Redonnent la santé premiere
Aux malades du mal saint Pris [2],
Quand avec cresson ils sont pris,
Y joignant de la tanaisie
Dont j'ay mangé par fantaisie.
Sauge sauve de plusieurs maux ;
Aussi s'accordent ces deux mots [3].

LE CRESSON.

Illius [4] *succus crines retinere fluentes*
Illitus asseritur, dentisque levare dolores.

[1] Plantée, abondance. — [2] Un des noms populaires de l'épilepsie, que l'on nommait aussi mal de saint Leu, mal de saint Jean, etc.

[3] *Salvia, salvatrix.* — [4] *Nasturtii.*

Lichenas succus purgat cum melle perunctus [1].

Le cresson retient la perruque
Du sommet jusques à la nuque;
Si vous en frottez les cheveux,
Ils en viendront plus forts et mieux.
Des dens il appaise la rage,
Guerit dartres et feu volage.

L'AULNÉE.

Enula campana reddit præcordia sana.
Cum succo rutæ succus si sumitur iste,
Affirmant ruptis quod prosit potio talis.

Qu'est-ce qu' *Enula Campana?*
C'est herbe qui d'autre nom n'a [2].
Demandez-le à un Herboriste,
A un drogueur, à un Chymiste,
Et s'il vous dit quelque autre mot,
Je payeray pinte et fagot.

[1] Une autre propriété du cresson est consignée dans le commentaire du docteur Moreau: *Fama est Persas nasturtio 'usos, quod apud ipsos turpe esset ex Xenophonte, libro primo de Cyri Institut., palam mingere et mungere et spuere, quæ signa sunt καχεξιας, quæque emendari melius non possunt quam nasturtii esu.*

[2] Cette plante se nomme aussi *helenium* en latin et *aulnée* en français. L'auteur, qui est docteur en médecine, fait l'ignorant pour être burlesque. Bruzen de la Martinière prend son ignorance au sérieux; l'indulgence pour les précédents traducteurs n'est pas ce qui le caractérise. Dans son épître dédicatoire il qualifie de plat bouffon le docteur Martin et de commentateur diffus le docteur Jacques du Four de la Crespelière.

Tant y a qu' Enule Campagne
Est fort bonne dans la ptisane,
Rend foye, ratte, et le cœur sain ;
Mesme elle sert de Medecin
A ceux qui ont quelque rupture[1]
Si avec ruë on fait la cure.

LES OIGNONS.

De cœpis Medici non consentire videntur.
Fellitis non esse bonas inquit Galienus,
Phlegmaticis vero multum putat esse salubres.
Non modicum sanas Asclepius asserit illas,
Præsertim stomacho, pulchrumque creare colorem.
Contritis cœpis loca denudata capillis
Sæpe fricans, capitis poteris reparare decorem.

Les Medecins ne sont d'accord
Avec les oignons et la mort.
Pour la mort, je le croy bien, passe,
Mais des oignons, que je trépasse
Si j'en devine le pourquoy.
Si tu le sçais donc, dis-le moy.

[1] Hernie. — [2] On lit dans le commentaire du docteur Moreau : *Mira cæparum commendatio et gloria, cum Ægyptiis quondam nefas fuerit porrum et cæpe dentibus attingere! Ab illo enim falso cultu quo pro Deo cæpam prosecuti sunt Pelusiotæ, Luciano et Plinio testibus, ea sacerdotibus Ægyptiis superstitio fuit, ut crederent a cæpa abstinendum, quia ejus esus neque castimoniam exercentibus commodus erat, neque dies festos celebrantibus.*

Preste-moy seulement l'oreille,
Et je l'empliray de merveille.

Le bon Galien dit que l'oignon
Aux coleriques n'est pas bon ;
Mais il croit mieux qu'un Heretique
Qu'il aide fort au flegmatique.
Asclepius dit que le vin
A l'estomac n'est pas plus sain,
Et qu'il donne teint au visage
Pareil à cil d'un jeune Page,
Si qu'homme laid rend aussi beau
Que l'est un jeune jouvenceau.
Si par hazard le poil vous tombe
Avant qu'estre mis dans la tombe,
L'oignon pilé vous le rendra
Ou l'Eschole menty aura.

LE POIREAU.

Reddit fœcundas mansum[1] *persæpe puellas*[2],
Manantemque potest naris retinere cruorem,
Ungas si nares intus medicamine tali.

Si quelque jeune mariée

[1] *Porrum* sous-entendu. — [2] Cette vertu fécondante est affirmée par Hippocrate. Pline raconte que Néron ne se nourrissait que de poireaux et de pain quand il voulait briller par la beauté de sa voix. Aristote dit aussi que les perdrix mangent du poireau pour mieux chanter.

Desire avoir bien-tost lignée,
Ou si pour enfant tendrelet
Nourrice veut avoir force lait,
Qu'elles mangent entr'autre herbage
Force poreaux dans leur potage.
Avec poreau vous retiendrez
Le sang qui coule par le nez,
L'y mettant avec bon vinaigre.

L'ORTIE.

Ægris dat[1] *somnum, vomitum quoque tollit; et esum*
Illius semen cholicis cum melle medetur;
Et tussim veterem curat, si sæpè bibatur.
Pellit pulmonis frigus ventrisque tumorem,
Omnibus et morbis ea subvenit articulorum.

Ce qui rend un malade maigre,
C'est quand il ne dort aisément;
L'Ortie appaise son tourment,
Empesche aussi qu'il ne vomisse,
Mieux que ne feroit la reglisse.
Sa graine jointe avec le miel
Des coliques chasse le fiel;
Elle guerit toux envieillie,
Et du poulmon chasse la lie
Qui le rend froid et langoureux;

[1] *Urtica.*

Le fait devenir vigoureux ;
L'enflure du ventre elle abaisse,
Fait mesme que la goute cesse.

LE SÉSÉLI [1].

Siler montanum non sit tibi sumere vanum.
Dat lumen clarum quamvis gustu sit amarum ;
Lumbricosque necat, digestivamque reportat.

Siler autrement seseli
A souvent la veüe embelli,
Quoy qu'il soit amer à la bouche,
Pourtant au cœur bien fort il touche ;
Des vers chassant l'infection,
Il aide à la digestion.

LES EPINARDS.

De cholera læso spinachia convenit ori,
Et stomachis calidis ejus valet esus amari.

Manger espinars, est utile
A bouche gastée de bile,
Aussi bien qu'à l'estomach chaut

[1] Plante ombellifère, très commune aux environs de Marseille, employée dans la thériaque. Cet article et le suivant sont tirés du manuscrit Moreau.

A qui l'appetit point ne faut[1].

LE SAULE.

Auribus infusus vermes succus necat ejus[2].
Cortex verrucas in aceto cocta resolvit,
Hujus flos sumptus in aqua frigescere cogit
Instinctus Veneris cunctos, acres, stimulantes;
Et sic desiccat ut nulla creatio fiat[3].

L'eau de saux dans l'oreille mise
Les vers tuë, et les exorcise.
Son escorse guerit les clous;
Cuite au vinaigre, oste les lous[4],
Les corps, les poireaux, les verruës;
Mais ses fleurs, quand en eau sont bües,
Appaisent l'inflammation
Qui pousse à generation,

[1] Alexandre Dumas était friand d'épinards; il les accommodait lui-même avec de la graisse d'oie. Du temps du docteur Moreau, on en mangeait beaucoup en carême, et on les apprêtait de deux manières: les uns les faisaient roussir avec du beurre ou de l'huile, du sel, du poivre et du verjus; les autres les faisaient cuire à la marmite avec des pignons, des raisins de Corinthe, du beurre et du sel. Les anciens, dit-on, ne connaissaient pas ce légume.

[2] *Salicis.* — [3] Dioscoride, cité par Arnold de Villeneuve, confirme la chasteté du saule. *Non autem solum mulierum conceptus prohibet salicis semen, sive fructus, sive flos, velut hic appellatur, sed etiam instinctus Veneris omnes hebetat ac resiccat, etiam in viris, ut generare nequeant.* — *Notabis autem,* ajoute le docteur Moreau, *apud Dioscorid, in nothis plantarum appellationibus,* viticem *seu agnum castum vocari* salicem amerinam, *quam servandæ castitati commodam tradit, ob idque pro strato usas esse mulieres in Thesmophoriis castitatem custodientes.*

[4] Loups, ulcères qui rongent.

Et desseiche si bien la femme,
Que n'a besoin de Sage-femme.

SEPTIESME CHANT

DES FLEVRS & DES GRAINES.

LES VIOLETTES.

Crapula discutitur, capitis dolor atque gravedo.
Purpuream dicunt violam curare caducos[1].

Je vous donne un bouquet de fleurs ;
Elles sont de toutes couleurs ;
Mais la plus belle est violette ;
C'est une agréable fleurette,

[1] Un poëte latin du XVe siècle, Ange Politien, a célébré les violettes dans une gracieuse idylle, dont voici quelques vers :

Felices nimium violæ, quas carpserit illa
Dextera, quæ miserum me mihi surripuit !
Quas roseis digitis formoso admoverit ori,
Illi, unde in me spicula torquet Amor !...
Vivete, perpetuum miseri solamen amoris,
O Violæ, o nostri grata quies animi !
Vos eritis semper mecum, vos semper amabo,
Torquebor pulchra dum miser a domina....

Qui vient la premiere au Printemps
Nous dire: Voicy le beau temps.
D'où luy est cette humeur venüe,
De nous annoncer la venuë
Du Soleil, du ris, de l'amour?
Je vous le diray quelque jour.

Cependant sans faire divorce,
Voyons combien grande est sa force:
Elle est bien telle, que Bacchus
Souvent par terre elle a mis jus[1],
Et, pour parler clair comme un Livre,
Elle empesche qu'on ne s'enyvre ;
Elle oste la douleur du chef,
Qui parfois cause grand meschef.
Rendez donc grace à cette graine
Qui vous guerit de la migraine,
Et vous oste la pesanteur
Qui garde d'estre bon sauteur.
Elle empesche aussi que la bile
Du chef par le nez ne distile;
Guerit mesme du mal caduc.
Qui le dit? *R.* Ce n'est pas saint Luc.

Ce n'est donc pas mot d'Evangile?
R. De le croire il vous est facile,
Comme de ne le croire pas.
Mais taisez-vous, ou parlez bas,

[1] A bas.

Car vous me mettrez en cholere.
Aussi ne scauriez-vous vous taire ?
Pour preuve, vous dire il suffit,
L'Eschole de Salerne l'a dit.

LE SUREAU.

Sambuci flores sambuco sunt meliores ;
Nam sambucus olet, flos redolere solet[1].

Du sureau la füeille est puante
Et la fleur odoriférante.
Ainsi la füeille laisseras,
Et les fleurs tu recüeilliras.

LE SAFRAN.

Confortare crocus dicatur lætificando[2],

[1] Article du manuscrit Moreau. — Le sureau est excellent pour faire des pétards. Que de fois, dans mon enfance, j'ai coupé de jeunes branches pour en former des tubes en vidant le canal médullaire ! Que de raves et de pommes de terre j'ai déchiquetées en bourres, destinées à fermer chaque orifice du tube ! Que de joyeuses détonations produisait la compression de l'air entre les deux bourres par la poussée d'une baguette !

[2] *Qua ratione risus ille excitetur nemo exponit,* dit le docteur Moreau. Ne serait-ce pas l'agréable saveur du safran qui porte à la gaieté ? On fait à Châtillon-lès-Dombes, depuis un temps immémorial, de petits gâteaux sucrés au safran, connus sous le nom de *pains de Châtillon,* que beaucoup de personnes croquent avec plaisir. Ils sont rangés comme des boutons d'or sur des feuilles de papier blanc. C'est une pâte sèche et dure. On les laisse fondre dans la bouche, si l'on n'a pas des dents d'écureuil.

Ledit docteur pense qu'il s'agit du rire convulsif de quelques malades : *Pleros observavi quibus extractus fuerat calculus e vesica, aut amputatus*

Et partes laxas firmare, hepar reparando[1].

Saffran qui porte un nom Arabe
Fait que mieux on rit et se gabe.
N'en prends pas pourtant par excez,
Car il causeroit ton decez ;
Tout en riant t'en irois boire
Du Styx infernal l'onde noire.
Le saffran réjoüit le cœur,
Et aux membres donne vigueur.

LA MOUTARDE [2].

Est modicum granum, calidum siccumque sinapi ;

testiculus, primis diebus ridibundus apparere, facto oris rictu, demum dentes paulatim constringi, impediri deglutitionem, aboleri postea, os firmiter claudi et retrahi, ac denique convulsos obire. Le rapprochement des mots *confortare lætificando* s'oppose à cette sinistre interprétation.

[1] Le safran aurait d'innombrables vertus, si l'on en croit Arnold de Villeneuve. Voici les plus curieuses : *Pituitosa vitia et lethargica sanat, somnum conciliat, Venerem stimulat, menses et urinam ciet ; mulieribus difficulter parientibus in potum duarum drachmarum pondere exhibitus, partum accelerat. Illitus cum humano lacte visum abstergit, et oculorum fluxiones cohibet. Aurium remediis utilissimus est. Vergentes ad ignem sacrum inflammationes inunctus lenit. Vulvæ sedisque cataplasmatibus utiliter inditur.*

[2] Le docteur Moreau cite la moutarde de Dijon et celle d'Angers *ob suavitatem incredibilem*, mais il recommande d'user de ce condiment avec modération : *Vitio non caret si immodicus ejus adfuerit esus ; nam odore suo acri nares feriens sternutamentum excitat, et sensim vellicans lachrymas elicit, imo si quis citra aliud obsonium mandere tentaverit, rosionem protinus et molestiam in palato ac ventriculo sentiet.* Il donne aussi l'étymologie des mots MOUTARDE et SINAPI : *Galli MOUSTARDAM nominant, quia cum MUSTO acre sinapis semen ad intinctus conteri solet. — Nonnulli profecto putant bubulam carnem insuavem esse sine condimento sinapi, quod sic dictum volunt quasi* συν ἀπι CUM BOVE, *ac si quis diceret cum bove semper conjonctum esse debere.*

Dat lacrymas, purgatque caput, tollitque venenum.

Petit est le grain de moustarde ;
Le feu saint Anthoine[1] vous arde,
Si jamais vous avez rien vû
Qui soit plus mince et plus menu ;
Il a toutesfois grande force,
Si que sans vous donner d'entorce
Il tire les larmes des yeux ;
Mais apres on n'en rit que mieux :
Car la teste aussi bien il purge
Que si l'on prenoit de l'espurge[2].

L'ANIS[3].

Emendat visum, stomachum confortat anisum ;
Copia dulcoris anisi sit melioris.

L'anis est bon à l'estomac
Avec un peu de cotignac ;
Le premier pourtant peut suffire
A qui n'a beaucoup de quoy frire.
Le meilleur anis est le doux.

[1] Espèce d'érésipèle ou de charbon pestilentiel.

[2] Espèce de tithymale qui purge violemment.

[3] Les commentateurs attribuent beaucoup de vertus à l'anis. Citons seulement quelques mots du docteur Moreau : *Oris halitum commendat, fœtoremque tollit, vultum juniorum præstat, depurando scilicet ac defæcando sanguinem. Rustici suas placentas eo condiunt, et sacchari loco utuntur vel piperis, eo etiam poma pyraque cocta aspergunt. Incrustatur saccharo pro divitibus quo utuntur ob suavitatem odoris conciliandam, ventos pellendos, ventriculum roborandum.*

L'ANETH[1].

Anethum ventos prohibet, minuitque tumores;
Ventres repletos pravis facit esse minores[2].

L'aneth chasse vents de chez nous,
Abaisse les tumeurs du ventre,
Fait que plus en sort qu'il n'y entre;
J'entends des mauvaises humeurs
Qui au ventre causoient tumeurs.

LA CORIANDRE.

Confortat stomachum, ventum removet coriandrum

Pour bien digerer, il faut prendre
De la graine de coriandre ;
Elle est bonne aussi pour chasser
Les vents, et pour faire pisser.

[1] L'aneth excite-t-il ou éteint-il l'amour? Comme toujours, le docteur Moreau accorde les controversistes en disant que les deux effets sont produits: le premier par l'usage raisonnable et le second par l'usage immodéré.

[2] Cet article et le suivant sont tirés du manuscrit Moreau.

HVITIESME CHANT

DES FRVITS.

Autumni fructus caveas ne sint tibi luctus[1].

Prens garde que les fruits d'Autonne
Ne fassent tort à ta personne :
Il est vray que tu les as lûs
Desja ces deux vers cy–dessus ;
Mais sçais-tu pas bien qu'à l'Eschole
Quand des enfans la troupe fole
N'a pas bien appris les leçons,
On les recommence. Passons.

LA CERISE.

Si cerasum comedas, tibi confert grandia dona ;
Expurgat stomachum, nucleus lapidem tibi tollit ;

[1] Vers du IVe chant. — C'est le docteur Moreau qui a eu l'idée de le répéter pour avoir l'occasion d'étudier dans son commentaire la nature générale des fruits. Les deux premiers vers de la traduction sont aussi répétés. Le traducteur en fait ses excuses.

Hinc melior toto corpore sanguis inest[1].

Grands sont les dons de la cerise,
Qui causent que moult on la prise:
Premierement de l'estomac
Elle chasse le micquemac;
Secondement sans cimeterre
Des reins elle tire la pierre,
Non pas elle, mais son noyau
Qui pour ce n'use de hoyau;
Ce n'est encor luy, mais l'amande
Qui hors des reins la pierre mande.
Elle fera que meilleur sang
Par les veines t'ira glissant.

LES PRUNES.

Frigida sunt, laxant, multum prosunt tibi pruna.

La prune à rafraischir est bonne,
Aussi pour lascher la personne.

[1] Arnold de Villeneuve conseille de manger les cerises avec les noyaux si l'on veut qu'elles nettoient l'estomac. Il dit ensuite que c'est le suc ou lait des noyaux qui a la singulière propriété de briser et d'expulser la pierre des reins et de la vessie. Enfin pour montrer que les cerises donnent du sang pur, des forces et de l'embonpoint, il fait remarquer que les petits oiseaux n'ont jamais le foie plus gros que lorsqu'ils s'en nourrissent.

LES POIRES.

Fert pyra nostra pyrus, sine vino sunt pyra virus.
Si pyra sunt virus, sit maledicta pyrus,
Dum coquis, antidotum pyra sunt, sed cruda venenum.
Cruda gravant stomachum, relevant sed cocta gravatum.
Post pyra da potum, post pomum vade cacatum.

En nostre cour est un poirier
Justement auprès d'un noyer.
Mais parlons devant de la poire.
Tu n'en mangeras point sans boire;
Car poire mangée sans vin
Est quasi pire que venin.
Si poires du venin estoient
Tous les poiriers maudits seroient;
Mais poire, qui cruë est poison,
Cuite sert de contrepoison.
Poire cruë l'estomac greve,
La mesme cuite le releve.
Après la poire boire il faut,
Et après la pomme va tost[1].

LA PÊCHE, LES NOIX, LE RAISIN.

Persica cum musto vobis datur ordine justo
Sumere. Sic est mos, nucibus[2] sociando racemos.

[1] Traduction honnête de *vade cacatum*. — [2] Voir au Ve chant le vers spécial sur les noix: *Unica nux prodest.....*

Passa nocet spleni, tussi valet, est bona reni :
Utilitas uvæ, sine granis et sine pelle,
Dat sedare sitim jecoris choleræque calorem[1].

Afin qu'en l'ordre tu ne peche
Dedans le vin mange la peche.
Avec le raisin mets la nois
Et n'en mange pas jusqu'à trois.
Le raisin cuit nuit à la rate,
Et sert au poulmon qu'il dilate,
Est utile au foye et aux reins,
N'en mangeant ny peau ny pepins.

LES MURES.

Mora sitim tollunt, recreant cum faucibus uvam[2].

Qui a soif, la meure il appete ;
La meure recrée la lüete
Et le gosier pareillement,
Si nostre Eschole point ne ment.

LES FIGUES.

Pectus lenificant ficus, ventremque relaxant,

[1] Ce vers et le précédent sont extraits du manuscrit Moreau. Ce commentateur fait ainsi l'éloge de la pèche au vin : *Dictum est vino generoso nihil præstantius ; unde vulgare istud carmen per mensas jactari solitum :*
Petre, quid est pesca ? cum vino nobilis esca.

[2] Vers extrait du manuscrit Moreau ainsi que les trois premiers de l'article suivant.

Seu dentur crudæ, seu cum fuerint bene coctæ.
Nutrit et impinguat, varios curatque tumores;
Scropha, tumor, glandes, ejus cataplasmate cedunt.
Junge papaver ei, confracta foris trahit ossa.
Vermiculos, veneremque facit, sed cuilibet obstat[1].

Manger la figue est chose saine
A qui a mal à la poitraine;
Poitrine dire se devoit,
Mais faire rire on te vouloit:
Car je croy sans te voir, beau Sire,
Que n'aime mieux pleurer que rire.
Democrite aussi plus te plaist
Que cet Heraclite benaist
Qui tousjours pleuroit sa misere
Et tousjours imitoit le braire
D'un asne qui ressent le fais
De quelque charge de cotrais.
Parlons maintenant de la figue:
Du ventre elle lasche la digue;
Cruë ou cuite, il n'importe pas,
Elle purge fort bien par bas.
Elle nourrit bien et engraisse,
Et guerit mainte bosse espaisse;

[1] Vers extrait du commentaire d'Arnold de Villeneuve (édition Moreau) et omis par le traducteur. Arnold de Villeneuve le commente ainsi: *Duo hic traduntur effectus ficuum. Primo, namque ex largiore ipsarum usu pediculorum multitudo provenit... quando quidem sanguinem non admodum bonum sudoremque multum gignunt. Deinde, vero ad venerem irritant. Excrementitiæ enim sunt et inflationes pariunt, quibus virga erigitur et venereæ roborantur vires.*

Glandes, écroüelles, tumeurs
S'en vont plus viste que fruits meurs,
Mettant dessus figue boüillie ;
Mesme, et ce n'est pas menterie,
Elle tire les os du corps,
S'ils sont rompus, et les met hors
Pourveu qu'au pavot on la joigne.
S'elle guerissoit de la teigne,
De peine elle me tireroit :
Car la rime bonne seroit ;
Et peut-estre qu'à l'avanture
Elle est utile à cette cure.

LES NÈFLES.

Multiplicant mictum, ventrem dant mespila strictum.
Mespila dura bona; sed mollia sunt meliora[1].

Mais pour à la neffle passer,
Qui fait abondamment pisser,
Elle resserre fort le ventre,
Et n'est pas bonne pour un chantre.
La neffle dure au goust vaut mieux,
Non à santé ; car ce sont deux.

[1] Le docteur Moreau nous apprend diverses manières de manger les nèfles : *Apponuntur vel ad ignem ut poma alia, vel decoquuntur in vino adjectis cinnamomo et saccharo, vel friguntur cum butyro recenti et secundis apponuntur mensis, edulio satis suavi. Parantur etiam in panificium cum saccharo ad robur ventriculo conciliandum.*

LE POIVRE.

Quod piper est nigrum, non est dissolvere pigrum.
Phlegmata purgabit, concoctricemque juvabit.
Leucopiper stomacho prodest; tussique, dolorique
Utile; prœveniet motum, febrisque rigorem.

Poivre noir est prompt à dissoudre
Flegmes, comme un moulin à moudre
Il haste la digestion.
Le blanc à l'estomac est bon,
Aux toux et douleurs est utile.
Il destourne aussi de la bile
Le paroxisme vehement,
Que frisson l'on nomme autrement.

LE GINGEMBRE.

Zingiber ante[1] *datum, morbum fugat inveteratum;*
Postque datum, mollit; ventris fastidia tollit[2].

L'usage fréquent du gingembre
Ne nuit point au mois de Décembre;

[1] Sous-entendu: *Cibum.*
[2] Article tiré du manuscrit Moreau. V. § XXXV, 2e Supplément. — Le docteur Moreau fait la réflexion suivante sur le poivre et le gingembre: *Licet autem concoctrici facultati plurimum adjumenti adferant, et crassiora edutia reddant salubriora, quia tamen calida sunt ac subtilia, caloremque nativum nimis excitant, primigeniumque humorem dissolvunt, eorum usus moderatus esse debet, senibusque potius quam juvenibus, pituitosis quam biliosis, hyemali constitutione verius quam æstiva.*

Car il eschauffe, et maux anciens
Il guerit mieux que Physiciens.
Le dégoust des viandes il oste,
Quand cause froide en est la faute.

NEVFVIESME CHANT

DE LA CHAIR DES ANIMAVX[1].

DIVERS OISEAUX.

Sunt bona gallina, capo, turtur[2], *sturna*[3], *columba,*
Quisquila cum merula, phasiades, ortygometra[4],
Perdix, frigillus[5], *orix*[6], *tremulusque*[7] *amarellus*[8].

[1] L'homme ne se nourrit de viande que depuis le déluge. *Primo quidem aureoque illo sæculo quod ante diluvium fuit*, dit le docteur Moreau, *existimatum est a prudentissimis sapientissimisque viris, mortales ab omni carne abstinuisse, solisque arborum fructibus et frugibus terræ vitam sustinuisse longævam ac diuturnam, usumque carnium primum a diluvio introductum a Deo, ut atrocitatem vindictæ hoc suavi eduliorum genere emolliret.*

[2] Tourterelle, *cibum sapientum*, suivant Nicolas Massa, *quod modicum tenuem succum et siccum, spiritibus animalibus generandis et peragendis functionibus intellectus aptissimum generent.*

[3] Etourneau. — [4] Roi de caille. — [5] Grive. — [6] Gélinote. — [7] Vanneau. [8] Sarcelle.

Bonne est la poule et le chapon,
La tourterelle et le pigeon ;
La caille, le faisan, le merle,
Perdrix, gelinote, sarcelle,
Le tour, que grive on nomme aussi,
Sont viandes de gens sans soucy.

LE CANARD SAUVAGE.

O fluvialis anas, quanta dulcedine manas !
Si mihi cavissem, si ventri fræna dedissem,
Febres quartanas non renovasset anas[1],

O canart, hoste de riviere,
Combien ta douceur me fut chere !
Si j'en eusse usé sobrement,
Pas ne sentirois le tourment
D'une forte fievre-quartaine
Qui me donne la courte haleine.

L'OIE.

Auca sitit Coum[2] *mensis, campis Acheloum*[3].
Auca petit Bacchum mortua, viva lacum[4].

[1] Article du manuscrit Moreau. — [2] Vin de Cos. — [3] Pour *aquam*. — Chaque vers de ce distique exprime la même idée. — [4] Article du manuscrit Moreau.

L'oye est un plaisant animal ;
Je n'en pense ny bien ny mal.
Il veut de l'eau pendant sa vie,
Et, mort estant, du vin il crie ;
Ou plustot, qui le mangera
Du vin pour luy demandera.

LE PORC.

Est caro porcina sine vino pejor ovina ;
Si tribuis vina, tunc est cibus et medicina.
Carnes porcinæ cum cæpis sunt medicinæ[1].

Le mouton est meilleur sans doute
Que la chair de porc, quoy qu'il coute,
Si ce n'est qu'avecque du vin
Vous mangiez porc ; car en ce poin,
La chair de porc qui ne rumine
Vous servira de Medecine.
Qui porc avec oignon prendra
Cela du sené luy vaudra.

LE VEAU.

Sunt nutritivæ multum carnes vitulinæ.

[1] Ce vers provient du manuscrit Moreau.

Chairs de veau sont moult nourrissantes,
Et quelque peu rafraischissantes.

LES POISSONS.

Si pisces molles sunt, magno corpore tolles.
Si pisces duri, parvi sunt plus valituri.
Lucius[1] *et perca*[2], *saxatilis*[3], *albica*[4], *tinca*[5],
Gornus[6], *playitia*[7], *cum carpa*[8], *galbio*[9], *trutta*[10],
Hi pisces grata dant præ reliquis alimenta.

Le poisson est ou mol ou dur ;
Des mous, le grand est le plus sûr.
S'il est dur, alors tu dois prendre
Le petit, car il est plus tendre.
Brochet sans ton[11], carpe sans peau,
Et sans billon prends le barbeau.
Qui ne mange chair se console
S'il a brochet, ou perche, ou sole,
Grenau, merlus, carpe, goujon
Truitte, flez, plie ; tout est bon.

[1] Brochet, objet du vers proverbial suivant, cité par Arnold de Villeneuve :

Lucius est piscis, rex atque tyrannus aquarum.

[2] Ausone a dit de la perche :

Nec te delicias mensarum, perca, silebo,
Omnigenos inter pisces æquande marinis.

[3] Sole. — [4] Ablette. — [5] Tanche. — [6] Rouget ou Grenaut. — [7] Plye. [8] Carpe. — [9] Goujon. — [10] Truite.

[11] Sans cette couleur brune qui indique le brochet d'étang.

L'ANGUILLE.

Vocibus anguillæ sunt pravæ si comedantur ;
Qui physicen non ignorant, hoc testificantur.
Caseus, anguilla, mortis cibus ille vel illa,
Ni tu sæpe bibas, et rebibendo libas[1].

Manger anguille est fort contraire
A qui veut avoir la voix claire,
Qui la Physique bien sçaura
Peine à me croire pas n'aura.
Manger fromage ou bien anguille
A la santé n'est pas utile,
Si ce n'est qu'on boive d'autant,
Et qu'on recommence souvent.

LE FOIE.

Cessat laus hepatis nisi gallinæ vel anatis.

Au foye ne donne loüanges
Si poule ou canard tu ne manges.

AUTRES PARTIES INTERNES.

Ilia porcorum bona sunt, mala sed reliquorum.

[1] Le même précepte est condensé dans le vers suivant, extrait de l'édition de MM. Daremberg et Meaux Saint-Marc.
Non nocet anguilla, vino si mergitur illa.

Corda suillarum sunt auctio[1] *tristitiarum,*
Splen quoque spleniticis est mansus sæpe salubris,
Dissuadentur edi renes, nisi solius hœdi[2].

Boudin de pourceau, mieux tu vaux
Que ceux des autres animaux!
Cœur de porc engendre tristesse,
Sa rate au contraire liesse;
Si tu me crois, tu mangeras
Les reins du seul chevereau gras.

DIXIESME CHANT

Adjousté à l'Eschole de Salerne[3].

DV CHOIX DES PARTIES, AAGES ET SAISONS DES ANIMAVX.

L'aloüette est bonne en Novembre,

[1] Alii: *demptio* (retranchement). *Auctio* a un sens analogue (enchère, vente). Le traducteur aurait dû dire: *dissipe* tristesse, et non *engendre*.
[2] Cet article et le précédent sont extraits du manuscrit Moreau.
[3] L'auteur a puisé dans le commentaire du docteur Moreau la matière de ce Xe chant.

En Octobre, et mesme en Decembre,
Le fiel osté, tout en est bon.

Du canard prendras le rognon,
Le blanc, le foye et le derriere ;
En Hyver sa chair est plus chere.

L'oye ne doit avoir qu'un an ;
Prends-en le derriere et le blan.

Bon chapon du Mans d'une année
Vaut bien autant qu'une eschinée:
Il est bon pendant tout l'Hyver,
Principalement à souper ;
Prends-en le croupion et l'aile;
Mais le blanc vaut bien autant qu'elle.

La caille en Hyver mangeras,
En Septembre ne la lairas
Non plus qu'en Aoust ; de son derriere
Tu pourras faire bonne chere.

De trois semaines le pigeon
Prendras, si le veux manger bon.
Du pigeon le ventre et la cuisse
Plus que tout le reste appetisse.

Poule grasse au mois de Ianvier,
De Mars, aussi de Fevrier ;
Aile, croupion et le ventre
Ne sçauroient faire mal au ventre,

[Là, là, Monsieur le Critiqueux,
Ventre d'homme et d'oiseau sont deux.]

Deux bons poulets de six semaines
Ne sont pas mauvais pour estreines,
L'aile en est le meilleur au goust
Depuis Avril jusques en Aoust.

Prends en Hyver la gelinote,
Et de l'aile le bec te frote.

Bon poulet-d'Inde de trois mois
En Hyver vaut mieux qu'une nois.
Poule d'Inde en Hyver est bonne
Pour rassasier la personne :
Son gras ventre et son estomac
Nourrit plus qu'un muid de tabac.

Aussi le plongeon et le merle
En Hyver vaut mieux que la berle[1].

Quiconque bizet[2] mangera
En Hyver, bien s'en trouvera.

Le ramier et les moineaux mange
Environ le temps de vendange.

La perdrix est bonne en tout temps,
En Hyver vaut mieux qu'au Printemps.

[1] Plante ombellifère à racine nourrissante. — [2] Biset, pigeon fuyard.

Son aile avecque jus d'orange
Te fera faire chere d'Ange.

En Septembre, Aoust, Iuillet perdreaux
Valent mieux que casse-museaux [1].

Du faisan Hyver et Autonne
L'aile nourrit bien la personne.

En Hyver prends le cormoran
Et en tout temps mange le pan.

La becasse, Hyver et Autonne,
Par tout, jusqu'à la merde est bonne.

La grive qu'on nomme aussi tour,
Doit avoir un mois et un jour;
Elle nourrit bien la personne
Pendant tout l'Hyver et l'Autonne.

La tourterelle qui gint tant
Te régalera tout autant.

Depuis May jusques en Decembre,
Du mouton mangeras le membre
Espaules, pieds et haut costé.

L'agneau qui encor n'a tetté
Jusqu'à la septiesme semaine,

[1] Espèce de pâtisserie.

A digerer ne fera peine :

Non plus que la longe de veau
Ou la roüelle au renouveau.

Chair de bœuf en tout temps se mange ;
Mais, depuis le temps de vendange,
Tout l'Hyver jusqu'au mois de Mars,
Elle nourrit plus qu'espinars.
Le bœuf de tranche ou de poitrine
Ne fait point mauvaise cuisine ;
Le simier, aussi l'aloyau
Remplissent bien le long-boyau.

En Hyver le rable de lievre
Ne te peut pas donner la fievre,
Non plus que son fils le levraut
A qui sauce douce tant vaut.

D'un ou deux mois le chevereau
Tu mangeras au renouveau ;
Les costes, le ventre et la teste
Sont tout le meilleur de la beste.

En Hyver le porc est fort bon,
Et pendant tout l'an le cochon [1].

[1] Il y a entre le porc et le cochon la même différence qu'entre le taureau et le bœuf ; ce qui explique la supériorité de la chair du cochon sur celle du porc ou verrat. M. Monselet a eu raison de célébrer l'animal immonde sous son meilleur nom culinaire :

LE COCHON.

Car tout est bon en toi : chair, graisse, muscle, tripe !
On t'aime galantine, on t'adore boudin.
Ton pied, dont une sainte a consacré le type *,
Empruntant son arome au sol périgourdin,

Eût réconcilié Socrate avec Xantippe.
Ton filet, qu'embellit le cornichon badin,
Forme le déjeuner de l'humble citadin ;
Et tu passes avant l'oie au frère Philippe,

Mérites précieux et de tous reconnus !
Morceaux marqués d'avance, innombrables, charnus !
Philosophe indolent, qui mange et que l'on mange !

Comme, dans notre orgueil, nous sommes bien venus
A vouloir, n'est-ce pas, te reprocher ta fange ?
Adorable cochon ! animal roi ! — cher ange !

* Sainte Ménehould.

PREMIER SUPPLÉMENT

Le texte latin du Premier Supplément est emprunté à l'édition de Bruzen de la Martinière. La traduction de cet auteur ne manque pas de mérite, et aurait pu être mise à contribution. Une nouvelle a paru préférable La voici. Elle a sur celle de Bruzen l'avantage d'être mieux rimée, plus régulière de forme, et surtout plus concise. Pas un vers de plus dans le français que dans le latin.

Il eût fallu multiplier les notes pour indiquer la corrélation entre certains articles des trois parties de cette édition. La table détaillée permettra les rapprochements.

PREMIER SUPPLÉMENT

I. — L'EAU.

Potus aquæ sumptus fit edenti valde nocivus.
Hinc fringet stomachus, crudus et inde cibus.
Lotio post mensam tibi confert munera bina :
Mundificat palmas et lumina reddit acuta[1].

Ne buvez pas trop d'eau pendant votre repas ;
L'estomac devient froid et ne digère pas.
Laver ses mains, ses yeux, lorsque l'on sort de table,
C'est chose à la santé doublement profitable.

II. — LE VIN.

Vina probantur odore, sapore, nitore, colore.
Si bona vina cupis, quinque F plaudentur in illis :
Fortia, formosa, fragrantia, frigida, frisca[2].
Corpora plus augent tibi dulcia, candida vina.

[1] Un cinquième vers mérite par son rhythme d'être conservé en note :
Si fore vis sanus, ablue sæpe manus.

[2] Jolis, limpides. *Frisca,* qu'on ne trouve pas dans les dictionnaires de Quicherat, pas même dans son *ADDENDA*, est encore usité dans le patois bressan : on dit d'une jolie fille, fraiche et sémillante, qu'elle est *frisquetta*. *Frisca* répondait au vieil adjectif *frisque* dont il nous est resté *frisquet* dans le langage familier : un vent *frisquet*. Les éditeurs embarrassés ont substitué *fusca* à *frisca*.

Si vinum rubrum nimium quandoque bibatur,
Venter stipatur, vox limpida turbificatur.
Si nocturna tibi noceat potatio vini,
Hora matutina rebibas, et erit medicina.
Salvia cum ruta faciunt tibi pocula tuta;
Adde rosæ florem, minuuntque potenter amorem.

Le bon vin flatte l'œil, le goût, l'odorat..... Bref,
S'il a les cinq vertus qui commencent par F,
Fort, franc, frais, fin, fluide, il met en allégresse.
Le vin blanc, jeune et doux, comme fécule engraisse.
Trop de vin rouge bu resserre l'intestin
Et fait que le chanteur perd son timbre argentin.
Si vous souffrez, la nuit, d'avoir trop bu, la veille,
Videz pour vous guérir dès l'aube une bouteille,
Vin avec sauge et rue imite l'élixir;
Avec rose il éteint tout amoureux désir.

III. — LA BIÈRE[1].

Non sit acetosa cerevisia, sed bene clara,
Ex validis cocta granis satis ac veterata;
De qua potetur, stomachus non inde gravetur,
Crassos humores nutrit cerevisia, vires

[1] « J'ai peine à croire, dit Bruzen de la Martinière, que les médecins de Salerne se soient avisés de marquer les bonnes et les mauvaises qualités de la bière, breuvage qui est presque inconnu au royaume de Naples. Je soupçonne que quelque médecin allemand, ou des Pays-Bas, ou anglais, y a inséré cet article en faveur d'une boisson dont se servaient ses compatriotes. »

Præstat, et augmentat carnem, generatque cruorem ;
Provocat urinam, ventrem quoque mollit et inflat.

Que la bière soit faite en grains de bonne espèce,
Bien cuite, pas trop vieille, et plus claire qu'épaisse ;
On peut la boire alors pour se désaltérer,
Mais, prise abondamment, elle fait prospérer
Les muscles et le sang d'une forte poitrine,
Pousse à l'hydropisie et provoque l'urine.

IV. — LE VINAIGRE.

Infrigidat modicum, sed plus dessicat acetum ;
Emaciat, macerat, melanch.[1] *dat, sperma minorat,*
Siccos infestat nervos et pinguia siccat.

Le vinaigre ranime ; en trop boire amaigrit,
Surexcite les nerfs, rend morose, et tarit
Le suc vital du corps qui sèche et dépérit.

V. — LES ŒUFS.

Si sumes ovum, molle sit atque novum.
Singula post ova, pocula sume nova[2].

[1] Apocope de *melancoliam*.
[2] Variante : *Post ovum molle, bonum* haustum jam tibi tolle ;*
Post durum, bibe bis ; sic sano corpore vivis.

* Quand la syllabe *um* doit s'élider et que par licence on ne l'élide pas, elle est brève.

Non vult mentiri qui vult pro lege teneri
Quod bona sunt ova candida, longa, nova[1];
Hæc tria sunt norma. Vernalia sunt meliora[2].

Si vous mangez des œufs, qu'ils soient de fraîche ponte,
Et sur chaque œuf mangé buvez un trait sans honte.
Si je faisais la loi, sur les œufs je dirais :
Prenez-les blancs et longs, et, de peur de mécompte,
Que votre basse-cour vous les donne tout frais.

VI. — LE LAIT.

Lac eticis sanum caprinum, post camelinum
Ac jumentinum, plus omnibus est asininum;
Plus nutritivum vaccinum lac, et ovinum.
Si febriat, caput aut doleat, non est bene sanum.

Lait de chèvre et chameau, de jument et d'ânesse
Peut guérir la phthisie et rendre la jeunesse,
Lait de vache et brebis semble trop nourrissant
Pour la fièvre et le mal qu'à la tête l'on sent.

VII. — LE FROMAGE.

Caseus est gelidus, stipans, crassus, quoque durus.

[1] Les mêmes qualités sont consignées dans un distique populaire que le docteur Moreau nous a conservé d'après Arnold de Villeneuve. V. la note sur les vers latins rimés.

[2] Les trois derniers vers de cet article sont donnés par le docteur Moreau comme tirés de son manuscrit.

Caseus et panis sunt optima fercula sanis[1].

Astringent et glacé, dur et gras, le fromage
Avec d'excellent pain ne fait aucun dommage.

VIII. — LES REPAS.

Inter prandendum sit sæpe parumque bibendum.
Ut minus ægrotes, non inter fercula potes.
Cœna brevis vel cœna levis fit raro molesta ;
Magna nocet, medicina docet, res est manifesta.

Buvez peu, mais souvent, pendant que vous mangez.
Boire entre les repas ne se peut sans dangers.
Soupez frugalement pour n'être point infirme ;
Les longs soupers font mal, tout médecin l'affirme.

[1] L'édition Moreau donne ces deux vers et les huits suivants. Le traducteur burlesque les a tous négligés :

Si non sunt sani, jungito casea pani,
Ignari medici me dicunt esse nocivum ;
Sed tamen ignorant cur nocumenta feram,
Expertis reor esse rarum, nam commoditate
Languenti stomacho caseus addit opem.
Caseus ante cibum confert si defluat alvus,
Si constipetur terminat ille dapes,
Qui physicen non ignorant, hæc testificantur.

Le docteur Daremberg a recueilli vingt-sept vers sur le fromage (sans calembourg). Il y en a pour tous les goûts. En voici un que pourront citer les ennemis de ce comestible :

Caseus est nequam quia concoquit omnia sequam.

Sequam pour *secum.* La licence est un un peu forte.

IX. — LE SOMMEIL.

Sit brevis aut nullus tibi somnus meridianus;
Febris, pigrities, capitis dolor, atque catarrhus,
Hæc tibi proveniunt ex somno meridiano
Septem horis dormire sat est juvenique senique [1].

Dormir dans la journée à votre santé nuit.
Fièvre, migraine et toux, langueur quotidienne,
Tels sont les résultats de la méridienne,
Jeune ou vieux, ne dormez que sept heures la nuit.

X. — LE VENT RETENU [2].

Quatuor ex vento veniunt in ventre retento:
Spasmus, hydrops, colica, vertigo; hæc res probat ipsa.

Quatre maux peuvent suivre un vent que l'on comprime:
Spasme, enflure, colique et vertige... Quel crime !

XI. — LE VENIN.

Allia, ruta, pyra, raphanus, cum theriaca nux
Præstant antidotum contra mortale venenum.

[1] L'édition de M. Daremberg porte *sex horis* et ajoute :
Septem vix pigro, nulli concedimus octo.
Autre variante plus généreuse :
Ad minus horarum septem fac sit tibi somnus,
Si licet ad nonam, nunquam ad decimam licet horam.

[2] Voir le Ier Chant et l'art. LVI du Second Supplément.

Thériaque avec rue, ail, poivre, noix, raifort,
Du plus subtil venin neutralisent l'effort.

XII. — SOINS DE TOILETTE.

Lumina mane manus gelida mulcens lavet unda,
Hac, illac, modicum pergans; modicum sua membra
Extendat, crines pectat, dentes fricet; ista
Confortant cerebrum, confortant cætera membra.

Qu'au lever votre main lave vos yeux d'eau fraîche;
Qu'elle aille un peu partout détendre la peau rêche;
Qu'elle frotte vos dents et peigne vos cheveux.
Le front sera plus sain, les membres plus nerveux.

XIII. — LE MAL DE TÊTE.

Si capitis dolor est ex potu, lympha bibatur;
Ex potu nimio nam febris acuta creatur,
Si vertex capitis vel frons æstu tribulentur,
Tempora fronsque simul moderate sæpe fricentur,
Morella cocta necnon calidaque laventur,
Illud enim credunt capitis prodesse dolori.

Si votre mal de tête est produit par l'ivresse,
Buvez pleins verres d'eau; la fièvre vous oppresse.
Mais s'il provient, ce mal, d'estivale chaleur,
Faites abondamment lotion corporelle
Avec de tièdes flots saturés de morelle:

C'est excellent, dit-on, pour calmer la douleur.

XIV. — L'OREILLE.

Motus, longa fames, vomitus, percussio, casus,
Ebrietas, frigus tinnitum causat in aure,
Et mos post escam dormire, nimisque moveri,
Ista gravare solent auditûs, ebrietasque.

L'émoi, la faim, un coup et la dive bouteille
Sont les provocateurs du tintement d'oreille.
Quant à la surdité, ce qui peut l'amener,
C'est défaut d'exercice et somme après dîner.

XV. — LES YEUX.

Balnea, vina, venus, ventus, piper, allia, fumus,
Porrum cum cœpis, faba, lens, fletusque, sinapis
Sol, coïtusque, ignis, labor, ictus, acumina, pulvis,
Ista nocent oculis, sed vigilare magis.
Fons, speculum, gramen, hæc dant oculis relevamen,
Mane petas montes, sub serum inquirito fontes.
Fœniculus, verbenna, rosæ, chelidonia, ruta,
Ex istis aqua fit quæ lumina reddit acuta.

Les bains, le vent, l'amour, le poivre, la lentille,
Les fèves, les oignons, l'ail, le vin qui pétille,
Moutarde, pleurs, soleil, poussière aux yeux font mal ;
Et le travail de nuit leur est surtout fatal.

Ce qui repose l'œil, c'est la verte colline,
La forêt, la prairie et l'onde cristalline ;
Fenouil, verveine, rue, éclaire et rose unis,
En collyre appliqués sont mille fois bénis.

XVI. — LES DENTS.

Sæpius ex gelida gingivas ablue lympha.
Sic dentes serva : porrorum collige grana,
Nec careas thure ; hæc cum jusquiamo simul ure,
Sicque per imbotum fumum cape dente remotum.

Pour conserver vos dents l'eau fraîche est souveraine.
Mais aussi du poireau faites brûler la graine,
Et sur le même feu jetez, en aspirant,
La jusquiame noire et l'encens odorant.

XVII. — LA VOIX.

Nux, oleum, capitis frigusque, anguillaque, potus,
Et pomum crudum faciunt hominem fore raucum.

Pas de noix, de fruits crus, d'ivresse et de froidure ;
Ou votre belle voix deviendra rauque et dure.

XVIII. — LE RHUME.

Jejuna, vigila, caleas dape, valde labora ;

Inspira calidum, modicum bibe, comprime flatum :
Hæc bene tu serva, si vis depellere rheuma ;
Si fluat ad pectus, dicatur rheuma catarrhus,
Branchos ad fauces, ad nares esto corysa.

Si le rhume vous tient, il faut, pour l'abréger,
Garder le coin du feu; peu boire et peu manger.
Le rhume dit catarrhe oppresse la poitrine ;
L'innocent coryza vous saisit la narine ;
La bronchite, la gorge, et vous met en danger.

XIX. — LA FISTULE.

Auripigmento sulphur miscere memento ;
His decet apponi calcem ; conjunge saponi.
Quatuor hæc misce ; commixtis quatuor istis,
Fistula curatur, quater ex his si repleatur.

La fistule répugne autant que l'on en souffre.
Triturez orpiment, chaux, savon avec soufre ;
Frottez-en quatre fois l'orifice anormal,
Et vous verrez bientôt disparaître le mal.

XX. — LES TEMPÉRAMENTS.

Quatuor humores humano corpore constant :
Sanguis cum cholera, phlegma, melancholia.
Terra melancholicis, aqua confertur pituitæ,
Aer sanguineis, ignea vis choleræ.

Quatre tempéraments, savoir : le flegmatique,
Le quinteux, le sanguin, et le mélancolique.
L'eau, le feu, l'air, la terre, ou les quatre éléments
Répondent à chacun de ces tempéraments.

XXI. — LE FLEGMATIQUE.

Phlegma viros prodit modicos, latosque, brevesque ;
Phlegma facit pingues, sanguis reddit mediocres.
Otia non studio tribuunt sed corpora somno.
Sensus hebes, tardus motus, pigritia, somnus,
Hic somnolentus, piger, in sputamine multus,
Est hebes huic sensus, pinguis facies, color albus.

Le flegme donne à l'homme un corps bouffi de graisse,
Large et court, sans vigueur, ami de la paresse ;
Cet homme dort sur plante et ne travaille pas,
De l'esprit et du cœur il ne fait nul usage ;
Sa pituite l'occupe, et son blafard visage
Montre que bêtement il chemine au trépas.

XXII. — LE BILIEUX.

Est humor choleræ qui competit impetuosis.
Hoc genus est hominum cupiens præcellere cunctos,
Hi leviter discunt, multum comedunt, cito crescunt,
Idem magnanimi sunt, largi, summa petentes.
Hirsutus, fallax, irascens, prodigus, audax,
Astutus, gracilis, siccus, croceique coloris.

Irascible est celui dans qui la bile abonde.
Il veut avec ardeur dominer tout le monde.
Il dévore, il croît vite, et son esprit est prompt,
Prodigue, audacieux, au sommet il s'élance ;
Rien ne l'arrête ; il rampe, il soupire en silence,
Son corps semble une perche, et sa face un citron.

XXIII. — LE SANGUIN.

Natura pingues isti sunt atque jocantes,
Rumoresque novos cupiunt audire frequentes.
Hos Venus et Bacchus delectant, fercula, risus,
Et faciunt hilares et dulcia verba loquentes.
Omnibus hi studiis habiles sunt et magis apti.
Qualibet ex causa non hos leviter movet ira.
Largus, amans, hilaris, ridens, nibeique coloris,
Cantans, carnosus, satis audax, atque benignus.

L'homme sanguin, doué d'une santé prospère
Cause avec tous venants ; c'est un joyeux compère.
De Vénus et Bacchus suivant les douces lois,
Il provoque le rire en contant ses exploits.
Son esprit vif s'attache à l'étude suivie ;
Un mot malicieux ne trouble pas sa vie.
Prêt à rire, à chanter, de bonne humeur toujours,
Avec un teint vermeil il coule d'heureux jours.

XXIV. — LE MÉLANCOLIQUE.

Restat adhuc choleræ tristis substantia nigræ,

Quæ reddit tristes, pravos, perpauca loquentes.
Hi vigilant studio, nec mens est dedita somno,
Servant propositum, sibi nil reputant fore tutum.
Invidus et tristis, cupidus, dextræque tenacis,
Non expers fraudis, timidus, luteique coloris[1].

L'homme atteint d'humeur noire ou de mélancolie
Devient bourru, maussade et se plaint qu'on l'oublie.
Il ne se fixe à rien, mais il n'est pas dormeur.
Triste, têtu, jaloux, constamment il soupçonne.
Il tient bon quand il tient ; c'est la ruse en personne.
Son teint pâle trahit sa massacrante humeur.

XXV. — EXCÈS DE FLEGME.

Phlegma supergrediens proprias in sanguine leges
Os facit insipidum, fastidia crebra, salivas,
Costarum, stomachi simul, occipitisque dolores.
Pulsus adest gracilis, tardus, mollis et inanis
Præcēdit fallax phantasmata somnus aquosa.

Si l'humeur flegmatique en vous par trop domine,
Votre bouche est mauvaise et triste votre mine ;
A la tête, au côté douleurs se font sentir.
Votre pouls paresseux avec lenteur chemine,
La nuit, vous rêvez d'eau prête à vous engloutir.

[1] On remarquera que les deux derniers vers de chaque article des tempéraments sont au singulier, tandis que les précédents sont au pluriel. Signe d'interpolation.

XXVI. — EXCÈS DE BILE.

Accusant choleram frontis dolor, aspera lingua,
Tinnitus, vomitusque frequens, vigilantia multa,
Multa sitis, pinguis ejectio, torsio ventris.
Nausea fit, cordis morsus ; languescit orexis,
Pulsus adest urgens, durus, veloxque, calescens.
Aret, amaretque os ; incendia somnia fingunt.

Les douleurs de côté, le tintement d'oreille,
De fréquents maux de cœur, une soif sans pareille,
Sont d'un excès de bile indices évidents.
Le sommeil fait défaut, la colique torture.
En dégoût l'estomac prend toute nourriture.
En songe l'on ne voit que des brasiers ardents.

XXVII. — EXCÈS DE SANG.

Cum peccat sanguis, facies rubet, exstat ocellus,
Vultus inflatus, corpus nimiumque gravatur,
Est pulsus torpens, fervensque simul ; dolor ingens
Imprimis frontis ; fit constipatio ventris,
Siccaque lingua, sitis ; sunt somnia plena rubore,
Dulcor adest sputis, sunt acria dulcia quævis.

Le sang, quand il afflue, injecte la paupière,
La joue, et rend le corps aussi lourd qu'une pierre.
Le front est douloureux ; sans règle bat le pouls.
Le ventre est constipé ; la langue est sèche ; en songe
On ne voit que du rouge, effroyable mensonge ;

Et le goût perverti prend l'amer pour le doux.

XXVIII. — EXCÈS DE MÉLANCOLIE.

Humorum pleno dum fœx in corpore regnat,
Nigra cutis, pulsus non mollis, tenuis urina,
Sollicitudo, timor, tristitia, somnia tetra.
Acescunt ructus, sapor et sputaminis idem;
Lævaque præcipue tinnit vel sibilat auris.

Quand l'humeur noire existe à dose exagérée,
L'épiderme brunit, l'urine est peu dorée ;
On a peur, on se frappe, on rêve tristement ;
La bouche a des aigreurs, l'haleine est altérée ;
L'oreille gauche ouït un fâcheux tintement.

XXIX. — LA SAIGNÉE.

Denus septenus vix phlebotomon petit annus,
Spiritus exit enim nimius per phlebotomiam;
Spiritus ex vini potu mox multiplicatur,
Humorumque cibo damnum lente reparatur.
Lumina clarificat, sincerat phlebotomia
Mentes et cerebrum, calidas facit esse medullas,
Viscera purgabit, stomachum ventremque coercet;
Puros dat sensus, dat somnum, tædia tollit;
Auditus, vocem, vires producit et auget.
Exhilarat tristes, iratos placat, amantes
Ne sint amentes phlebotomia facit.

Sanguine detracto, sex horis est vigilandum,
Ne somni fumus lædat sensibile corpus,
Sanguine non carpas purgatus protinus escas;
Omnia de lacte vitabis rite, minute;
Et caveat potum phlebotomatus homo.
Frigida vitabis quia sunt inimica minutis,
Interdictus eritque minutis nubilus aer,
Omnibus apta quies, et motus sæpe nocivus.

Toute saignée avant dix-sept ans est nuisible;
A la perte du sang la jeunesse est sensible,
Il est vrai que le vin avec bon aliment
Peuvent la réparer plus ou moins promptement.
Saigné, l'on voit plus clair, l'esprit est plus flexible;
La lancette dégage un viscère gêné,
Soulage l'estomac, le ventre ballonné,
Aiguise tous les sens, dissipe l'insomnie,
Et donne à chaque organe une force infinie;
Elle ôte la tristesse, apaise le courroux,
Et fait que les amants ne deviennent pas fous.
Le sommeil ne vaut rien sur un coup de lancette;
Six heures sans dormir, c'est la bonne recette.
Ne mangez point d'abord. Nul excès de boisson:
Le lait même serait un dangereux poison.
Evitez la fraîcheur qui vous est ennemie.
Enfin pour le succès de la phlébotomie,
Promenez-vous un peu si le ciel est serein,
Ou restez en repos, sans souci, sans chagrin.

XXX. — LE CORPS HUMAIN.

Nervus et arteria, cutis, os, caro, glandula, vena,
Pinguedo, cartilago, membrana, tenontes :
Hæ sunt consimiles in nostro corpore partes.
Hepar, fel, stomachus, cerebrum, splen, pes, manus et cor
Matrix et vesica, sunt officialia membra.
Ossibus ex denis bis centenisque novenis
Constat homo, denis bis dentibus et duodenis,
Ex tricentenis decies sex quinqueque venis[1].

Nerf, membrane, tendon, peau, fibre, veine, artère,
Cellule, glande, graisse, organe alimentaire :
Ce n'est pas encor là tout notre corps humàin.
Fiel, foie, estomac, cœur, rate, pied, tête et main
Font mouvoir la machine ou sublime ou rampante.
Deux cent et dix-neuf os entrent dans sa charpente.
L'homme a trente-deux dents. Au cœur revient le sang
Par soixante-cinq canaux en sus de trois fois cent.

[1] Bruzen de la Martinière, qui écrivait vers 1743, ne donne que les trois derniers vers de cet article, et ne les traduit pas. « L'Ecole de Salerne, dit-il, supposé que ces trois vers en soient véritablement, compte dans l'homme 219 os, 32 dents et 365 veines. Les anatomistes modernes en donnent des calculs bien différents ; pourquoi traduire une fausse énumération ? »

SECOND SUPPLÉMENT

Texte colligé dans l'édition de MM. Daremberg et Meaux Saint-Marc. Quelques notes en facilitent l'intelligence. Une traduction se serait heurtée à d'indiscrets détails physiologiques, et ne se serait tirée d'affaire qu'avec de nuageuses périphrases.

Les articles XV à LV, concernant les fleurs, fruits et légumes, sont classés dans l'ordre alphabétique.

SECOND SUPPLÉMENT

I. — LA VIE.

Ad finem properat qui modo natus erat.
Nunc oritur, moritur statim, sub humo sepelitur,
Sub pede calcatur, vermibus esca datur.
Triste cor, ira frequens, bene si non sit[1], *labor ingens:*
Vitam consumunt hæc tria fine brevi.
Vitam prolongat, sed non medicina perennat.
Surgere mane cito, spatiatim pergere sero :
Hæc hominem faciunt sanum, hilaremque relinquunt.

II. RÉGIME DE L'AMOUR.

AU PRINTEMPS.

Usus tunc homini Veneris confert moderatus.

EN ÉTÉ.

.... *Sit Venus extra.*

EN AUTOMNE.

Proficit ac usus Veneris tibi tunc moderatus.

[1] La colère fréquente qu'on éprouve si tout ne va pas bien?

EN HIVER.

Et tunc venereus semel in mensem valet usus.

III. — LE BON ET LE MAUVAIS AMOUR.

Venereum do consilium, si lex patiatur.
Quæ si non patitur, tunc bis stultum videatur ;
Prolongat coitus vitam, moderamine factus,
Quibus sit licitus ; si non sit, valde nocivus. [1]
Legitimam Venerem cole. Si male captus, amorem
Persequeris vetitum, formidans munera fœda,
Ut sit certa salus, sit tibi nulla Venus[2].

IV. — VERTU APHRODISIAQUE DU SEL ET DU POISSON.

In Venerem impellunt pisces atque omnia salsa,
Hinc est quod pelago dicitur orta Venus.

V. — L'ART D'ÊTRE HEUREUX.

Carmina lætificant animum, persæpe jocosa
Femina ; jucunda cole, desere litigiosa.
Sæpe tibi vestis novitas adsit speciosa ;
Interdumque thoro sit amica tibi generosa[3].

[1] Ici la morale passe avant l'hygiène. — [2] Conseil simplement médical. — [3] La morale est ici plus coulante. Le vers est-il interpolé ou altéré ? Il semble qu'un moraliste aurait écrit *sponsa* au lieu d'*amica*.

Fercula sic sapias, et pocula sume morosa [1],
Indulgere gulæ caveas ; contemne gulosa,
Vivere morose [2] *studeas, fugias vitiosa.*

VI. — POSITION POUR DORMIR.

Pessima forma recumbendi est dormire supinus [3].
Utilis est tussi prona [4], *sed lumina lædit.*
In latus alterutrum præstat se præbere somno,
Et, si forte nihil prohibet, latus elige dextrum.
In dextro latere somnus tuus incipiatur ;
Ad latus oppositum finis tibi perficiatur.

VII. — SOMMEIL APRÈS DÉJEUNER.

Mensibus in quibus R [5], *post prandia fit sopor æger.*
Mensibus in quibus US [6], *bonus est post prandia somnus.*

VIII. — ORDRE DU DINER.

Præludant offæ [7], *præcludant omnia coffæ* [8].
Dulciter invadet, sed duriter ilia radet

[1] Vide ton verre avec lenteur. — [2] Scrupuleusement. — [3] Sur le dos. — [4] Sur le ventre. — [5] September, october, november, december. — [6] Les huit autres mois.

[7] Gâteaux farineux. — [8] Café. Cet usage du café dénote une interpolation tardive. Le café n'était pas connu à Venise avant l'année 1615, à Marseille avant 1654, à Paris avant 1667.

Spiritus[1] *ex vino quem fundit dextra popino,*
Sit tibi postremus panis in ore cibus.
Non juvat a pastu sumpto flagrantior ignis
Post cœnam stabis aut passus mille meabis.

IX. VERTUS DU CAFÉ.

Impedit atque facit somnos, capitisque dolores
Tollere coffœum novit, stomachique vapores.
Urinare facit ; crebro muliebria movit.
Hæc cape selectum, validum, mediocriter ustum.

X. — ABLUTIONS A TABLE.

Os extra madefac, dum pluribus associatus ;
Si solus fueris, potes interiora lavare[2].

XI. — SUR LE PAIN.

Est omnis vitiosa repletio, pessima panis.
Plus panis comedas cum pisce, fructibus, herbis,
At cum carne minus, duris sed adhuc minus ovis.

[1] L'eau-de-vie n'était encore qu'un médicament au XVe siècle.

[2] L'Ecole de Salerne condamne avec raison l'ablution publique de la bouche après les repas. Les amphitryons de nos jours, qui font servir à leurs convives un bol et un verre d'eau chaude aromatisée pour cette dégoûtante opération, devraient bien faire leur profit du précepte salernitain.

XII. — SUR LE BEURRE ET LE PETIT LAIT.

Lenit et humectat, solvit sine febre butyrum.
Incidit, lavat ac penetrat, mundat quoque serum.

XIII. — SUR LE VIN.

Vinum corde vetus corpus desiccat et urit.
Si jungas aquam moderanter, corpora nutrit.
Post vinum verba, post imbrem nascitur herba.
Post studium scire, post otia multa perire.
Post florem fructus sequitur, post gaudia luctus,
Si vox est rauca, bibe vinum quod bibit auca[1].
Gignit et humores melius vinum meliores,
Si fuerit nigrum, corpus reddet tibi pigrum,
Vinum sit clarum, vetus, subtile, maturum,
Ac bene lymphatum, saliens, moderamine sumptum.
Vinum spumosum, nise defluat, est vitiosum.
Spuma boni vini in medio est, in margine pravi.
Vinum subtile facit in sene cor juvenile;
Sed vinum vile reddit juvenile senile.
Pane novo, veteri vino, si possit haberi,
Carne frui juvene consulo, pisce sene.

XIV. — HYDROMEL.

O dulcis medo, tibi pro dulcedine me do!

[1] Le vin que boit l'oie, c'est-à-dire l'eau.

Pectus mundificas, ventrem tu, medo, relaxas.
Hoc dicit medo : qui me bibit hunc ego lædo.
Hoc sic vult medo ; cum confestim tibi me do,
Medo premit venam[1], *et vocem reddit amœnam*[2].

XV. — AIL.

Allia, qui mane jejuno sumpserit ore,
Hunc ignotarum non lædet potus aquarum,
Nec diversorum mutatio facta liquorum.
Allia fœtorem pellunt, variantque colorem.
Clarificant raucam cruda allia coctaque vocem.
Sinapis oculis, pectoribus allia prosunt.

XVI. — ALOÈS.

Vulnera desiccans aloe, carnem creat ; aufert
Præputii cancrum, cilii cum melle nigrorem ;
Auriculas, oculos, caput et linguam bene purgat ;
Confortat stomachum ; juvat icterum ; hepar reparabit ;
Canitiem prohibet ; sed solum viscera lædit.

XVII. — ALTHÆA.

Althæam malvæ speciem nullus negat esse :

[1] La seconde syllabe ne s'élide pas parce qu'elle rime avec *amœnam*.
[2] Ces cinq vers plus ou moins contradictoires avec répétition d'un jeu de mots ne paraissent pas sortir de la même plume.

Ipsa scrophas, lapidem, partum, mammasque minorat ;
Juncta mœro, dentes juvat acri condita vino.

XVIII. — AMANDE.

Laudandus cunctis cibus adsit amygdala dulcis.

XIX. — ARMOISE.

Urinas potata[1] *ciet, lapidemque repellit.*
Trita super stomachum viridis cum ponitur herba,
Pellit abortivum potu, vel subdita tantum.

XX. — ASPERGE.

Augmentat sperma sparagus, colicoque dolori
Subvenit ; in motu quoque dentis convenit ori.

XXI. — BETTE.

Sicla parum nutrit, ventrem constipat et urit ;
Coctio si detur, ventrem laxare videtur.

XXII. — CAMPHRE.

Camphora per nares castrat odore mares.

[1] *Artemesia* sous-entendu.

XXIII. — CANELLE.

Vera canella tibi mox plurima dona reportat :
Mentem, hepar, pectus, vocem, præcordia firmat ;
Innaturalem tollit de corde tremorem.

XXIV. — CHAMPIGNONS.

Fungorum linquis usum ne decipiaris ;
Nam sunt mortiferi, plures saltem nocituri.

XXV. — CHATAIGNE.

Ante cibum stringit, post glans castanea solvit.

XXVI. — CIGUË.

Frigida letiferæ vis est natura cicutæ ;
Unde necat gelidi potantes more veneni.
Qui perit hac herba, cutis ejus fit maculosa.
Publica pœna reis hæc esse solebat Athenis :
Hac sumpta magnus Socrates fuit exanimatus.
Qualiter hoc fiat non extimo dicere nostrum,
Cum nil quod noceat, sed quod juvat est referendum.
Hac si quis sumpta morti fit proximus herba,
Forte bibat vinum tepidum, evadetque periclum.

XXVII. — CORIANDRE.

Si tria grana voret coriandri seminis æger,
Evadet febrem cui dat lux tertia nomen.
Xenocrates ait totidem cessare diebus
Menstrua, quot mulier coriandri grana vorabit.

XXVIII. — CROCUS.

Crocus comestus pulchrum dat semper odorem,
Omnem fœtorem tollit, et pellit amorem.

XXIX. — CUMIN.

Confortat stomachum, coitum, et mingere cogit.
Hepatis effringit emphraxes, menstrua stringit.
Ventosum stomachum tibi tranquillatque cuminum,
Et dat pallentem, permansum, sæpe colorem.
Pallor cumino prægnanti nulla feratur[1].

XXX. — ELLÉBORE.

Pultibus admixtus pulvis mures necat ejus[2],
Et cum melle datus est muscis perniciosus.
Hydropisin, lepram, tetanum fugat atque podagram.

[1] La paleur produite par le cumin ne convient pas à la femme enceinte. — [2] *Hellebori*. La poudre d'ellébore, mêlée à une pâtée, tue les rats.

XXXI. — ENCENS.

Thus videt et memorat; phlegma necat; medicatur
Ulcera, fissuras, verrucas, falsaque linguæ;
Atque puellares fluxus mammasque coercet.

XXXII. — FENOUIL.

Semen[1] *cum vino sumptum Veneris moret actus,*
Atque senes ejus succo juvenescere dicunt.

XXXIII. — FÈVE.

In mammis faba lac spargit, mollitque capillos,
Sistit eum fluxum, quem fecit hirudo[2], *cruoris.*
Mitigat arthritis[3], *cum lympha cocta, dolorem*[4].

XXXIV. — GENÈVRIER.

Juniperi grana dant ægris pectora sana

[1] *Fœniculi.* — [2] Sangsue. — [3] Goutte.

[4] Le docteur Moreau dit de la fève : *Conveniunt omnes ob flatulentam fabæ substantiam Venerem stimulari in hominibus quod penis distendatur et flatu turgescat ; sed propterea nec seminis augetur copia, nec semen ipsum calidius nec fœcundius evadit... Flatus autem in fœmellis non ita potest excitare Venerem atque in viris, quia libidinis desiderium in fœminis non exsurgit ab extensione aut erectione alicujus partis, sed potius ex attritu atque fricatione...*

Transeo ad proverbium gallicum florent fabæ, *quo significatur florentibus fabis non nullos insanire et præsertim fœminas... Solem accuso ad nos proprius accedentem et vernam tempestatem afferentem, quo quidem tempore et cum genitalis arvorum spiritus ac vivificus terræ calor flores fabarum trudit, et nativus hominum calor humorum orgasmum suscitat atque commovet...*

Et tussim nimiam sedant atque inveteratam;
Expellunt dirum semper de carne venenum,
Et prosunt capiti carbonibus ista projecta.

XXXV. — GINGEMBRE.

Zingiber expurgat stomachum, cerebrumque refortat;
Atque sitim pellit, juvenes quoque cogit amare.

XXXVI. — GIROFLIER.

Garyophyllus, sumptus mane, caput bene purgat;
Fervorem capitis inflecti deprimit idem;
Siccat et humores, et auget cordis amores.

XXXVII. — LAITUE.

Lac lactuca facit; scotosim[1]*, sperma atque minorat;*
Semine pollutis et sacro convenit igni.
Frigidat illa, cibus, æstivo tempore corpus,
Et ventrem laxat ut sic somno requiescat.

XXXVIII. — LIS.

Præcisis nervis, combustaque membra medetur[2] *;*
Vultûs deducit rugas, maculas fugat omnes.

[1] Vertige. — [2] *Lilium.*

XXXIX. — LUPIN.

Lumbricos vermes mundat cum fœce lupinus;
Lympha pilos vellit, tumque redire negat.

XL. — MORELLE.

Hepar amat solatrum, sed apostema[1] *illud abhorret;*
Si calet, adstringit; menstrua clausa ciet.

XLI. — NÉNUPHAR.

Castificat nenuphar et hepatis aperit alvum.

XLII. — NERPRUN.

Lepra, lapis, panni[2], *lupus*[3] *intereunt ope rhamni.*

XLIII. — NOIX DE GALLE.

Galla necat fluxum matricis; sistit et ani
Ulcera tumque pedum ; labiorum vulnera sanat.

XLIV. — NOIX MUSCADE.

Balia muscata confortat debilitata.

[1] Apostème ou apostume, abcès. — [2] Tumeurs. — [3] Loups, ulcères.

Corda, juvat stomachum, scotosim[1] *tollens oculorum.*

XLV. — OSEILLE.

Omne genus fluxûs acidulam stringere dicunt;
Qui portat secum, non pungit scorpius ipsum.

XLVI. — PANAIS.

Quod pastum tribuat est pastinaca vocata.
Attamen illa parum nutrit, quia non subacuta.
Confortat coïtum, non est ad menstrua muta.

XLVII. — PAVOT.

Menstrua, morphæam[2]*, visum cum semine curat.*
Dente minuta, trahit radix de nare cruorem.

XLVIII. — PIN.

Tussim, ephemeras[3]*, eticam*[4] *tibi pinea tollit;*
Mascula plus tussi valet, et passiva diarrhææ.

XLIX. — PIVOINE.

Si jungantur ei[5] *violenter amygdala trita,*

[1] Le trouble des yeux. — [2] Morphée, espèce de lèpre. — [3] Ephémérupyre, fièvre quotidienne. — [4] Etisie. — [5] *Pæoniæ.*

Splen, jecur et renes cum mulso sumpta juvabit,
Ipse Dioscorides cunctis ait esse caducis
Aptam, si bibitur, vel si suspenditur ipsa[1].

L. — POIRE, FIGUE ET POMME.

Si pyra sumantur, tum post bona vina sequantur.
Anus anûs pedit dum coctana[2] *cruda comedit;*
Si fuerint cocta, tunc est cibus et medicina.
Omnia mala mala sunt, præterquam Appia mala[3].
Quando capis poma, de vertice duc perizoma[4],
Quando capisve pyra, primo de vertice gyra[5].
Persica, pyra, poma sine cortice sunt meliora.

LI. — PRUNELLIER.

Si cruor emanat, spodium sumptum cito sanat.

LII. — RAVE.

Radix rapa bona comedenti dat tria dona:
Visum clarificat, ventrem mollit, bene bombit,
Ventum sæpe rapis, si tu vis vivere rapis[6].

[1] Si on la porte pendue au cou. — [2] Figues de Syrie. — [3] Pommes d'api. — [4] Pelure. — [5] Zeste.
[6] Jeu de mots sur *rapis* (tu prends) et *rapis* (raves).

LIII. — RÉGLISSE.

Sit tibi contenta liquiritia pulverulenta ;
Pectus, pulmonem, venas refovendo rigabit ;
Pellit namque sitim stomachique nociva repellit ;
Spirituum cunctis sic subvenit ipsa strumentis[1].

LIV. — RONCE.

Styptica sunt folia rubi, ventremque fluentem
Compescunt et fluxum etiam stringunt muliebrem.

LV. — ROSE.

Curat hemorrhoidas rosa, semine, cortice demptis ;
Gengivas, caput et colicam juvat ipsa dolentis.

LVI. — PRÉCEPTES SCATOLOGIQUES.

In die mictura vicibus sex sit fluitura.
Tempore tali bis, vel ter, sit egestio ventris.
Non cesses mingens, si rex processerit ingens.
Antiquo more mingens pedis absque pudore :
Mingere cum bombis res est saluberrima lumbis.
Non ventrem stringens, retines bombum veteratum ;

[1] Elle subvient ainsi à tous les désordres de la poitrine.

Nam ventum retinens, nutris morbum veteratum[1].

Pissez six fois par jour, et dans le même temps
Rendez deux ou trois fois les plus gros excréments.
De péter en pissant ne faites pas mystère ;
C'est un ancien usage aux reins fort salutaire.
Pratiquez-le sans honte, ou bien, dans l'intestin,
Reste un gaz malfaisant rapporté du festin.
En grande pompe un roi traversât-il la ville,
Occupé de pisser demeurez immobile.
Ta main, pressant ton ventre, empêchera souvent
Qu'il ne s'y loge à l'aise et n'y séjourne un vent ;
Aux replis d'intestin sa nuisible présence
D'un mal long et secret peut hâter la naissance.

LVII. — IMPERFECTION DE NOS SENS.

Vultur odoratu, lynx visu, simia gustu
Nos lupus auditu præcellit, aranea tactu.

LVIII. — RESSEMBLANCE DES ENFANTS AVEC LES PARENTS.

Fructibus ipsa suis, quæ sit, dignoscitur arbor :
Sæpe solet similis filius esse patri.

[1] La traduction de cet article par M. Meaux Saint-Marc amusera certains lecteurs. Les vers sont facilement tournés. La pruderie n'a pas gêné le poëte, ni la recherche de la concision.

LIX. — MALADIES HÉRÉDITAIRES.

Morphæa cum lepra, tinea, phthisis atque podagra,
Hæc mala de patribus, ut calculus, hereditantur.

LX. — POUVOIR DU MÉDECIN.

Si medicus cunctos ægros posset medicari,
Divinus summo deberet jure vocari.
Ars autem sine natura non corpora sanat[1],
Et physicus non dat vitam, quamvis bene longat.

LXI. — INGRATITUDE DES MALADES.

Cum locus est morbis, medico promittitur orbis ;
Mox fugit a mente medicus, morbo recedente.
Instanter quare nummos, vel pignus habere ;
Fidus nam antiquum conservat pignus amicum ;
Nam si post quœris nummos, inimicus haberis.
Dum dolet infirmus, medicus sit pignore firmus ;
Ægro liberato, dolet hic de pignore dato.
Ergo nomisma petat, patienti dum dolor instat ;
Nam cum morbus abest, dare cessat, lisque superest.
Empta solet care multum medicina juvare ;

[1] Hippocrate, dans son premier Aphorisme, reconnaît que l'art seul ne peut guérir. « La vie est courte, l'art est long, l'occasion fugitive, l'expérimentation dangereuse, le raisonnement difficile ; il faut non seulement faire soi-même ce qui convient, mais encore être secondé par le malade, par ceux qui l'assistent, par les choses extérieures. »

Si qua detur gratis, nil affert utilitatis.
Res dare pro rebus, pro verbis verba solemus:
Pro vanis verbis, montanis utimur herbis ;
Pro caris rebus, pigmentis et speciebus.
Est medicinalis medicis data regula talis;
Dicatur : DA, DA, dum profert languidus : HA, HA![1]

LXII. — SIGNES DE MORT.

Prima tibi facies occurrit, prima notetur ;
In se signa gerit, quibus ægri crisis habetur.
Lumina si lateant, aut sint subfusa rubore,
Signum mortis habent, vario distincta colore,
Livida si fuerint, aut effugentia lumen.
Hoc tibi designat venturæ mortis acumen :
Auris pulpa rigens, frons arida, tempora plana,
Naris acuta, labor in motu, somnia vana,
Algor in extremis, calor et sitis interiorum.
Hic visis, abeas, curamque geras aliorum.

LXIII. — RÉSUMÉ DE LA DOCTRINE DE SALERNE.

Esca, labor, potus, somnus, mediocria cuncta.
Aer, esca, quies, repletio, gaudia, somnus.
Hæc moderata juvant, immoderata nocent.
Si vis perfecte, si vis tu vivere recte,

[1] Voilà des traits de satire fortement martelés par la rime léonine. Le dernier ne pourrait se rendre en français avec l'effet comique de ses *da, da,* (donne ! donne !) répondant aux *ha! ha!* du malade.

Disce parum bibere, sis procul à Venere.
Hæc definivit medicorum concio tota;
Nam qui sic vivit, saluti sit tibi vita.

LXIV. — FRAGMENTS DE L'ÉPILOGUE.

Metra juvant animos, continent plurima paucis,
Pristina commemorant: sunt hæc tria grata legenti.
Hæc bene servando, longam vitam tibi mando.
Herbas in terris, cœlo quot sidera cernis,
A me tot mille verba salutis habe....
Jam Deus omnipotens, medicus summus medicorum,
Digne opus felicitet istud semper in ævum;
Ipsum confirmet quod nec Jovis ira nec ignis,
Nec ferrum nec etas[1] *poterunt abolere vetusta,*
Istud complentem[2] *benedic, Deus, et facientem,*
Cui sit laus et honor, benedictio, gloria semper.

Amen.

LXV. — FORMULE FINALE[3].

Hic est[4] *tractatus qui FLOS MEDICINE vocatus*[5].

[1] *Etas* pour *Ætas*. La première syllabe devient brève. Même licence dans la formule finale aux mots *Medicinæ* et *præparatus*.

[2] Ces mots et la rareté des rimes font présumer que l'épilogue n'est pas de première main.

[3] Cette formule a été aussi faite après coup. Elle était attachée à un abrégé, comme l'indique le deuxième vers. — On remarquera la rime riche *atus* répétée dans les quatre vers à la césure et au sixième pied: c'est le *nec plus ultra* du genre léonin.

[4] Le texte de M. Daremberg porte *Explicit*, mot consacré pour annoncer la fin d'un livre, mais qui ne peut se placer dans un vers qu'en avant d'un mot commençant par une voyelle, et tel n'est pas le mot *tractatus*.

[5] *Est* sous-entendu; ellipse fréquente dans les meilleurs poëtes. L'im-

Auctor erat gratus, per quem fuit abbreviatus.
Sublimis status cœlo sit ei preparatus ;
Christi per latus stet cum Sanctis elevatus,

Amen.

primeur de M. Daremberg a cru bien faire en mettant *vocatur;* il ne s'est pas aperçu, le profane, qu'il lançait une fausse note dans le concert des huit rimes léonines.

FIN.

ERRATA

P. 23, l. 11, lisez : *Curas tolle graves.*
P. 55, l. 18, — Je croy qu'il l'a dit, et rien plus.
P. 64, l. 3, — Nourrice avoir veut force lait.
P. 70, l. 34, — *Si quis diceret cum bove.*
P. 117, l. 15, — *nisi defluat.*
P. 122, l. 6, — *Veneris movet actus.*

TABLE

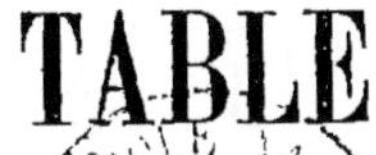

L'ESCHOLE DE SALERNE EN VERS BURLESQUES

LETTRE DÉDICATOIRE AU ROY D'ANGLETERRE

PREMIER CHANT

(Advis generaux pour la Conservation de la santé)

SECOND CHANT

(De l'Air et des Alimens)

TROISIESME CHANT

(De la qualité des Alimens)

QUATRIESME CHANT

(Des quatre Saisons de l'année)

CINQUIESME CHANT

(Du Souper et du Dessert)

SIXIESME CHANT

(Des Herbes et Legumes)

SEPTIESME CHANT

(Des Fleurs et des Graines)

HUITIESME CHANT

(Des Fruits)

NEUFVIESME CHANT

(De la Chair des Animaux)

DIXIESME CHANT

(Du Choix des Parties, Aages et Saisons des Animaux)

PREMIER SUPPLÉMENT

SECOND SUPPLÉMENT

FIN DE LA TABLE.

PUBLICATIONS DE M. LE DUC

POÉSIE

LE PASSAGE DE LA REYSSOUZE PAR NAPOLÉON. *Bourg, 1846, in-18 jésus.*

VIE ET POÉSIES DU PRÉSIDENT RIBOUD. *Bourg, 1862, in-18.*

BRIXIA. *Bourg, Gromier, 1870, in-18.*

HALTES DANS LES BOIS. *Paris, Willem, 1874, in-18.*

(Sous presse) LES SONNETS DE PÉTRARQUE, *traduction complète en sonnets réguliers avec commentaires; ouvrage couronné aux fêtes séculaires de Vaucluse et d'Avignon. Paris, Willem, 2 vol. in-8°.*

PATOIS

NOELS BRESSANS ET BUGISTES *(texte, traduction et musique). Bourg, Martin-Bottier, 1845, in-18.*

L'ENRÔLEMENT DE TIVAN, *suivi d'un* Dialogue *et de* Marguerite. *(Texte bressan et traduction). Bourg, Gromier, 1870, in-8°. Ce volume est imprimé par Louis Perrin et illustré par A. Chanut.*

FORÊTS

BOISEMENT DE L'AIN ET DE LA FRANCE. *Bourg, 1856, in-8°.*

TABLE DES CONES TRONQUÉS POUR LE CUBAGE DES BOIS. *Paris, Dunod, 1865, in-8°. Ouvrage approuvé par le Directeur Général des Forêts.*

VARENNE DE FENILLE, Etudes sur sa vie et ses œuvres. *Paris, Rothschild, 1869, in-8°. Ouvrage publié sous les auspices du ministère de l'Agriculture et de l'administration des Forêts.*

PUBLICATIONS DIVERSES

TESTAMENT DE GUICHENON. *Bourg, 1850, br. in-18.*

L'ANTIDEMON DE MASCON. *Bourg, 1853, in-18.*

SAINT PHILIBERT. *Bourg, 1856, br. in-18.*

L'ÉGLISE DE BROU ET LA DEVISE DE MARGUERITE D'AUTRICHE, *précédés de documents inédits. Bourg, 1857, br. in-18.*

PAPIERS CURIEUX D'UNE FAMILLE DE BRESSE. *Nantua, 1862, in-18.*

DISCOURS SUR LA MUSIQUE ZÉPHYRIENNE, *Facétie de Marti, texte latin, traduction et historiettes. Paris, Léon Willem, 1873, in-8°.*

Imp. GAUTHIER FRÈRES, à Lons-le-Saunier.

www.ingramcontent.com/pod-product-compliance
Ingram Content Group UK Ltd.
Pitfield, Milton Keynes, MK11 3LW, UK
UKHW020605180726
13838UKWH00001B/445

9 782329 130187